認識軍人精神疾病

張君威　著

序

　　台灣有二千三百萬人，軍隊有二十餘萬人，雖只佔總人口數的百分之一，但卻肩負起保家衛國、救災助民的重責大任。一人當兵，營區外相關聯的父母、兄弟姊妹、男女朋友，不知凡幾，無論是長達多年的志願役或四個月的軍事訓練役，家人總希望孩子能平平安安地完成兵役，光榮退伍返家。

　　不容否認，部隊是一個高壓機動的工作環境。任務來時，沒有討價還價的空間，沒有一例一休，只能犧牲奉獻，誓死完成任務。曾幾何時，從新兵入伍、初官派任、部隊歷練，好不容易經過嚴格篩選、長期班隊培訓的官士兵，在役期中因病不得不提早離開軍中的最主要原因竟是精神疾病。

　　臨床經驗顯示，一旦弟兄被送往國軍醫院精神科住院，再回到原單位繼續服役的機率已經不高。如何在平時強化國軍弟兄心理素質，在脆弱的時候，給予鼓勵，在生病的時候，給予包容，避免其走向自我傷害或提前因病除役、維護部隊安全、減少訓練浪費，是心輔推手教育培訓的重要效標。

　　每年國軍各單位都會辦理輔導知能研習，特別當部隊發生自我傷害事件後，防患未然的心輔講座的演講活動，就如雨後春筍般遍地開發花。部隊主官也期待所屬幹部能加強本身對於身心疾病的敏感度與輔導知能，有效地與軍陣精神醫學專業結合，形成綿密的支援網絡，有效落實「預防、輔導、醫療」的三級防處機制，防範自我傷害等危安事件肇生。

　　精神疾病症狀千變萬化，部隊醫官或輔導長能見到的案例不多，只要單位多幾個案例，輔導長和心輔官不是壓力大到住院，大概就提早打報告退伍了。知識就是力量，經驗是最好的履歷。如果演講的題目，一直環繞在自我傷害的評估與分析，用先入為主的觀念去詮釋弟兄的外顯行為，容易見樹不見林，錯失精神症狀早期治療的良機。

　　從事軍隊精神衛生工作二十餘年，也常應邀國軍各單位擔任心理衛生教育講座教官，深感國軍需要一本屬於軍中的精神醫療專書，而專書應以部隊生活故事為主軸，寫弟兄的話、說弟兄的心聲，解決部隊所重視的問題。此書為本人2016年出版《精神疾病的辨識與危機處理——國軍自我傷害防治》之續集，主要針對軍中常見精神疾病分別介紹，亦可作為國軍基層軍官、輔導長精神衛生教育的進階教材。

　　本書內容涵蓋各類攸關軍人停除役的精神疾病，內容涵蓋重度憂鬱症、精神官能症、躁鬱症、思覺失調症、藥物濫用等，也加入兩性關係與性別議題。咀嚼這些故事，彷彿回到時光隧道，重新回溫那些原汁原味、栩栩如生的軍旅生涯。夫以古為鏡，可以知興替，以人為鏡，可以明得失；本書對精神疾病的資料引用，亦涵蓋亞洲、歐美等國重要研究成果。期待本書能成為本土國軍心理衛生教案，傳承歷史，增進軍中輔導幹部對於精神疾病的辨識能力，強化國軍弟兄身心健康。

張君威　博士

西元2018年2月15日

Contents

第一課　新世紀的藍色病毒
──嚴重型憂鬱症

病名	主要症狀	可否辦理停除役或驗退
嚴重型憂鬱症	持續兩星期以上的憂鬱心情或失去原先的興趣或喜樂並伴隨出現憂鬱附屬症狀至少四項以上，伴有生活、職業社會功能障礙。	可辦理停除役及驗退
精神官能症	過去至少兩年以上的憂鬱心情，期間內心憂鬱的日子比非憂鬱多，經治療半年，評估無法恢復。	可辦理停除役及驗退
其他憂鬱疾患	環境適應障礙病憂鬱心情、經前症候群、生活事件或身體疾病造成短暫的憂鬱。	不可辦理停除役及驗退

案例一

　　求診主訴：海軍中尉軍官，近兩個月因情緒低落、精神運動遲緩等症狀，影響部隊表現及社會人際功能，今日由長官送至本院就診。

　　個案自述在前年8月於成功嶺入伍，去年3月底下部隊（東引），今年1月換至海軍XX艦隊部，擔任核生化作戰官，變得不太想講話，幾乎每天情緒低落，失去興趣喜樂，食慾差（早餐幾乎沒吃，這一兩個月瘦約一至二公斤），失眠（早醒後無法再睡著），注意力無法集中，倦怠感，精神運動遲緩，負面想法（覺

得案子業務都辦不完，永遠滿足不了長官的要求，帶不動下面的人），無自傷行為、有自殺意念（夢見自己用枕頭悶死自己，後來就被嚇醒了），上個月曾至本院門診就診，服藥後睡眠狀況些微改善，但其他症狀仍持續，影響部隊表現及社會人際功能，今日由長官送至本院就診。否認過去有躁症經驗，否認過去有幻聽及妄想經驗，否認有物質濫用經驗。於急診室表示雖然有自殺意念，但想到家人後就不會去執行。

個案自述自小個性外向，人際關係不錯，成績不佳（20+/40），最高學歷國立大學體育學系畢業。求學過程無記過且無前科紀錄。大學曾做過游泳救生員、游泳教練。有機車駕照（考一次），無家族精神病史。

案例二

陸軍曾少尉，自述於六年前入伍服義務役，當時曾與士官有言語衝突，後來退伍後就讀某技術學院外語系，畢業後曾擔任土木工程師。後來因父母親的期望報考志願役入伍，受訓後下部隊分發至金門，卻無法適應；很想調回台灣，卻無法如願，後悔當初再度投效軍旅。認為自己是一個老少尉，在軍中與年輕長官人際互動不佳，長期感到情緒低落，情緒容易激動，失去興趣喜樂，食慾差，失眠（難入睡、易醒），注意力無法集中，倦怠感，沒有自信心，否認自傷行為，否認自殺意念，否認自殺企圖；因上述症狀造成工作能力下降，曾至金門醫院精神科就診，曾安排心理測驗（貝克憂鬱量表達31分），診斷為憂鬱症並開立百憂解，每日服用，住院四十天，由於症狀持續，而轉

回台灣三總北投分院住院。患否認過去有幻聽、妄想或毒品使用經驗。

憂鬱

憂鬱（depression），台灣話叫鬱卒，其他華人地區叫抑鬱，也就是心情不好、心情比正常情況差。人遇到不如意的事情，難免會憂鬱，通常經過一段時間，就會平復；如果一直持續，就會歸到某個精神疾病的一個有意義的症狀。所以，出現憂鬱，不一定就是憂鬱症。

憂鬱症

一般俗稱的「憂鬱症」又稱為「抑鬱症」，因為從英文的Major Depressive Disorder翻譯過來，又稱為「嚴重型憂鬱症」。在軍醫院的精神科門診或住院時，當醫師告訴部隊或家屬，弟兄已經得到「憂鬱症」，指的就是在精神醫學或保險理賠上的「嚴重型憂鬱症」。在國軍體位區分標準，「嚴重型憂鬱症」是一種可符合辦理驗退或停、除役的精神疾病。這是可以治癒的疾病，不屬於全民健保的重大傷病或用來申請殘障手冊補助。

當然，也有所謂的輕鬱症（Minor Depressive Disorder），但不同國家對疾病的定義與分類稍有不同。有些國家把輕鬱症名稱改成未分類的憂鬱症（Depressive Ddisorder, Not Specified），或是把低落性情感疾患（Dysthymic Disorder）當成輕鬱症，是屬於精神官能症的一種。

憂鬱的診斷

1. 持續兩週的憂鬱心情→是嚴重型憂鬱症（Major Depressive Disorder）的一個症狀。

2. 持續兩年的憂鬱心情，期間內心情憂鬱的日子比非心情憂鬱的日子多→低落性情感疾患（Dysthymic Disorder），或歸類為稱精神官能症。

3. 有憂鬱的特質，但不符合「嚴重型憂鬱症」或「低落性情感疾患」→在新兵中常見的是「適應障礙合併憂鬱心情」，比較容易恢復，多數可以服完兵役。

憂鬱不等於憂鬱症

有憂鬱，不見得就是憂鬱症！在精神科的診斷分類上，當你跟醫師表達出現憂鬱心情，最後精神科醫師給你的診斷常見的有：（1）憂鬱狀態、（2）適應障礙合併憂鬱心情、（3）低落性情感疾患、（4）非典型鬱症、（5）精神官能憂鬱症、（6）性格異常等。

就像「發燒」，是內、外科病患常見的症狀，但「發燒」求醫，醫師給你的診斷可能是：感冒、扁桃腺發炎、支氣管炎、肺炎等，但也可能是致命的癌症，須經由專業醫師檢查，才能確立診斷。「久咳不止」送到醫院，是感冒、鼻炎、支氣管炎、肺炎、肺結核、肺癌；愈嚴重的診斷，須經越久、愈多次的門診甚至一段時間的細菌培養、住院評估，才有辦法診斷出來。同樣的

「憂鬱」、「自我傷害」、「不想當兵」等，都只是冰山的一角，須經由精神科專科醫師及心理師、社工師、職能治療師、護理師等治療團隊，用各種不同的檢查方式做專業評估，最後才能確立診斷。

案例一

一兵阿榮，當兵前三年，曾因與女友吵架割腕；當兵前一年因與女友分手欲跳河（因事先向朋友告別，經朋友報警後在河邊被阻止）。入伍受訓時身心狀況尚可，分發外島部隊後，活得很不自在（認為同梯弟兄會說自己的壞話），幾乎每天出現心情低落，失眠（睡前會聽到陌生人說自己的壞話，叫自己去死；第一次聽到覺得很奇怪，之後便逐漸習慣），食慾差，易疲累，對事提不起興趣，出現自殺意念（想燒炭、跳樓），於部隊中拿槍欲自戕被阻止，於馬祖連江醫院就診，自述服藥後症狀仍持續，因而轉至國軍高雄總醫院精神科門診。

案例二

小李在新訓中心如魚得水，因考量工作穩定，在長官的鼓勵下，簽了志願役。下部隊後，覺得業務繁重，常被長官責罵，出現心情低落、失眠、注意力無法集中、生活無望無助，吞服感冒藥自殺未遂，而轉至精神科治療。

案例三

二兵阿班，入伍前一年，父親癌症過世，入院前一個月，與女友分手。當時出現心情低落、易疲累、注意力不集中、失眠，無自殺意念，也無自我傷害行為。曾到某醫學中心精神科就診，診斷不詳，因症狀持續，轉至國軍岡山醫院就診。

嚴重型憂鬱症

嚴重型憂鬱症是以「憂鬱」為核心的症狀表現。簡單地說，至少兩星期，同時出現下列九項症狀中的五項（或五項以上），且呈現原先功能改變，其中：（1）憂鬱心情、（2）失去興趣或喜樂，此兩症狀至少應有其一。

1. 憂鬱心情，幾乎整天都有，幾乎每日都有，可由主觀報告（如感覺悲傷或空虛）或由他人觀察（如看來含淚欲哭）而顯示（**注意**：在兒童或青少年可為易怒的心情）。
2. 在所有或幾乎所有的活動，興趣或喜樂都顯著減少，幾乎整天都會，幾乎每日都有（可由主觀報告或他人觀察而顯示）。
3. 非處於節食而明顯體重下降，或體重增加（如一個月內體重變化超過5%）；或幾乎每天食慾都減少或增加。
4. 幾乎每天失眠或嗜睡。
5. 幾乎每日天疲倦或喪失精力。
6. 幾乎每日精神運動性激動或遲滯（可由他人觀察得到，而

非僅主觀感受不安定感或被拖滯感）。

7. 幾乎每天都有無價值感，或過分不合宜的罪惡感（可達妄想程度）（並非只是對生病的自責或罪惡感）。

8. 幾乎每日思考能力或專注能力減退，或無決斷力（由主觀陳述或經由他人觀察而顯示）。

9. 反覆想到死亡（不只是害怕自己即將死去）、重複出現無特別計畫的自殺意念、有過自殺嘗試，或已有自殺的特別計畫。

嚴重型憂鬱症ABCD

嚴重型憂鬱症的典型症狀在情感（affect）上有情緒低落、心情鬱悶，總是一副無精打采、悲傷愁苦，有時感覺含淚欲哭。態度悲觀、消極，對任何事情都提不起興趣，做事缺乏決心和勇氣，對自己的能力、將來，毫無自信。

動作（behavior）上可發現動作遲緩、常常坐著發呆。言語上變得沉默寡言，甚至無語，很少開口，即使開口講話也很緩慢，有時慢得停頓下來。講話聲音很小而且低沉，往往不易聽懂，思考變得遲鈍、內容貧乏，動作也缺乏活力。

認知（cognition）上帶有悲觀、消極、憂愁的色彩。嚴重時有罪惡妄想，認為自己做錯了事，對不起人，罪該萬死。有時因悲觀、罪惡等感覺，會使患者產生自殺念頭。

在驅力（drive）上，出現沒有慾望、動機，懶得吃，懶得睡。除上述症狀外，併有原先生活、社會、職業功能的改變，造成顯著痛苦。

憂鬱症是21世紀新興的疾病

21世紀影響人類的三大疾病為：癌症、愛滋病與憂鬱症。根據三軍總醫院的研究顯示，國軍因病停役原因分析，以精神疾病居首。國軍台中總醫院精神科的研究，亦顯示嚴重型憂鬱症為士官兵因精神疾病停役的第一名。

人的一生中，有15%的機率會得到憂鬱症。因明顯外在壓力事件影響，或家族遺傳體質，導致嚴重憂鬱症狀並造成明顯功能障礙，如無法工作、退縮等。病患常會有認知行動退緩、嚴重自殺意念及傾向、整天情緒低落、不想動、不願說話等，甚至更嚴重時，會出現幻覺及妄想等精神病症狀。有些病患在其病程中，也會出現躁鬱症狀態，而成為躁鬱病患者。

憂鬱症的病因

憂鬱症的原因與個人體質、遺傳、生活事件、抗壓技巧及面對事情的態度有關。罹患憂鬱症的危險因子，因年齡及性別而有所不同。二十五歲以前，男女罹病率相同，二十五至四十四歲則是憂鬱症的高峰，女性發生率約為男性的兩倍。不可否認，軍隊本身屬於一個高度壓力的環境，三總北投分院的研究也驗證軍人有較高憂鬱症狀的盛行率，特別易發生於當兵時對壓力採用消極因應技巧與缺乏社會支持的弟兄身上[1]。

---

[1] 謝定宏、張國榮、李文貴、顧毓琦（2010），〈軍人憂鬱症狀之相關因素〉，《台灣精神醫學》雜誌2010年第24期，頁51-60。

軍人當兵前的壓力主要來自學業與感情，軍中服役是一個職場，而且是個高壓的職場；如適應不好，會增加新的環境與生活壓力。不可否認，會增加憂鬱症的發生率；有人退伍後，憂鬱症就慢慢好轉。就像有人在職場得到憂鬱症，離開職場後，症狀就慢慢好轉。

憂鬱症的原因與個人體質、遺傳、生活事件、抗壓技巧及面對事情的態度有關。個人體質、軍中壓力、家庭壓力，以及對壓力的積極與消極，都是役男罹患憂鬱症的危險因子[2]。每位憂鬱症患者，都有不同的憂鬱原因，用二分法去研判或歸因，只是增加衝突。應面對當前問題，即時有效地面對。

憂鬱症與自殺

憂鬱本身是一種「失落」及「無望感」，在人的一生中，面臨各種發展與成長的苦痛過程，以及人際關係的錯綜複雜，難免會有不斷的挫折。當無法平靜渡過每一個動盪的階段，心中失落情緒便開始累積，直到壓力過度，對人生灰暗面再也無法抵抗，無望感油然而生，繼而醞釀出憂鬱情緒及自殺念頭。根據研究顯示，嚴重型憂鬱症病患有15%會以自殺結束生命，不得輕忽其嚴重度。

---

[2] 張國榮、陳端容、蔡孟岳、馮煥光（2006），〈役男發生重度憂鬱症之相關因子探討〉，《台灣公共衛生》雜誌 2006 年第 25 期，頁 266-273。

憂鬱症的治療

憂鬱，是一種情緒的狀態，也是一種正常的情緒反應。憂鬱並不等同於憂鬱症，憂鬱只是憂鬱症裡面的一個症狀。每個人都會有憂鬱的時刻，在大多數的情況下，只要能從其他人身上獲得支持，並調整自己的生活與處世態度，憂鬱就能輕鬆渡過。單純的憂鬱心情，在軍中只要由心理諮商與輔導渡過難關。

憂鬱症可比喻為「心的感冒」。感冒需不需要治療？感冒需不需要吃藥？感冒吃藥會不會好？感冒吃藥有沒有比較好？感冒可不可以不吃藥？感冒可不可以只喝開水？感冒不吃藥可不可能惡化？落入憂鬱狀態不要驚慌，感到失望或無望並不是真的那麼糟；也並不表示你懦弱或無法改變，尋求幫助是戰勝憂鬱的第一步。

但嚴重型憂鬱症，則應尋求精神科醫師協助，以抗憂鬱藥物治療為主，再輔以心理治療及增強社會環境支持系統，才能及早走出憂鬱的陰影，重回昔日歡樂的生活。憂鬱症的治療，須由藥物、心理、社會三管齊下。若疑似嚴重型憂鬱症，建議住院治療。嚴重型憂鬱症的治療，因症狀、因人不同而有異。住院後有病房的治療目標與流程，除了藥物治療外，會合併社會支持、生活型態、情緒管理與專業協助。

抗憂鬱的10種快樂食物

臨床看診中常被問到哪些食物吃了可以好心情，主要與增加

腦部的血清素有關，類似抗憂鬱藥的功能。營養專家[3]推薦的食物如下：

1. **深海魚**，富含充足的優質蛋白質，魚油中的Omega-3脂肪酸是組成大腦及神經細胞與傳導的重要不可或缺成分，因具有抗氧化、清除自由基能力，此抗發炎功效可增加血清素的分泌量，改善憂鬱，吃了心情好。常見富含Omega-3的深海魚，包括鯖魚、鮭魚、沙丁魚、鮪魚等。

2. **香蕉**，富含維生素B6、生物鹼、鎂。香蕉是色胺酸和維生素B6的超級來源，是營養素、神經傳導的重要物質，可以幫助大腦製造血清素，緩解情緒，讓人不易緊張。香蕉還含有一種稱為生物鹼（alkaloid）的物質，有助於振奮精神和提高信心。而且香蕉中的鎂的含量也很高，加上補充足夠的鈣，就可讓情緒處於穩定狀態。

3. **全穀類**，含維生素B群，薏仁、燕麥、糙米等，都是好的澱粉來源，可以延長消化吸收糖分的過程，提供血糖穩定且平衡的狀態，有穩定情緒的作用；且全穀類富含維生素B群，具有穩定神經、減少焦慮作用，可紓壓解憂鬱。

4. **堅果類**，含色胺酸、鈣。杏仁、核桃等堅果類食物，屬於多元不飽和脂肪酸，還含有豐富的色胺酸與鈣質，能使血管細胞更為柔軟，對神經傳導有助益，可以增加大腦中的血清素分泌，有助於減輕壓力、改善失眠，並且可以穩定情緒。

---

[3] 〈對抗秋天憂鬱，吃對十大食物〉，《常春》月刊 2016 年 10 月 6 日。

5. **深綠蔬菜**，含葉酸、鎂。缺乏葉酸易導致腦中的血清素減少，引發憂鬱、情緒差等精神疾病，只要是深綠色蔬菜，像菠菜、花椰菜、青江菜、芥蘭菜、小白菜等，都含有豐富的葉酸，尤其是菠菜的葉酸含量極高，而柑橘類水果也都含有不少葉酸。此外，綠色蔬菜還含有很多鎂，可以讓人神經鬆弛、心情舒暢。

6. **南瓜**，含維生素B6、鐵、β胡蘿蔔素。南瓜含有大量的維生素B6、鐵、β胡蘿蔔素，具有抗氧化、清除自由基作用，有益於神經傳導、提振精神、穩定情緒而不易怒，並可改善貧血、維持血糖的穩定，對心血管疾病有保護功效。因此，多吃南瓜的確會讓人心情好。

7. **葡萄柚**，含維生素C。維生素C是腎上腺素的原料，是抗氧化劑，當人壓力大時會分泌腎上腺素，也就是會消耗維生素C。所以，平時應多吃含維生素C高的水果，如葡萄柚、柳丁等柑橘類水果，可以緩解緊張的情緒，是對抗壓力的好食物。

8. **紅豆**，含維生素B群。紅豆、綠豆、黑豆、芝麻等帶種皮的種實類，能提供豐富的維生素B群，而B群則與能量代謝有關，除了參與能量代謝外也具有穩定神經傳導、減少焦慮的作用。尤其當吃進過多精緻的糖類食物，例如餅乾、糕點等，就會消耗大量的維生素B1、B2、菸鹼酸，因而影響大腦的正常神經傳導，此時不妨食用紅豆、綠豆、芝麻等種實類食物，可以補足維生素B群。

9. **牛奶**，含鈣、色胺酸。牛奶富含大量鈣質及色胺酸，都是人體的神經傳導重要物質，可增加血清素分泌，讓人的情

緒穩定。所以，當人睡不好時，喝杯牛奶，心情會舒暢，較好入眠。如果平常多吃乳製品，例如牛奶、乳酪、小魚乾等，心情會愉快。

10. **蛋**，含色胺酸、酪胺酸、卵磷脂。蛋是優質蛋白質來源，富含色胺酸、酪胺酸及卵磷脂，色胺酸有助於穩定情緒、心情愉悅，酪胺酸可以讓人更專注，卵磷脂則能對抗壓力，強化神經傳導功能。

憂鬱症名人的啟示

許多名人曾得憂鬱症，也有很多藝人因憂鬱症而自殺[4]，只是我們不知道。維基百科[5]記載國內外曾經得到憂鬱症的名人有：金・凱瑞（Jim Carrey），加拿大裔美籍喜劇演員；張國榮，香港著名影視演員；鄭秀文，香港著名歌手、演員；溫斯頓・邱吉爾（Winston Churchill），英國首相；查爾斯・狄更斯（Charles Dickens），英國作家；保羅・高更，法國油畫家；文森・梵谷，荷蘭畫家；安妮・海瑟薇，美國演員；米開朗基羅，義大利畫家；莫札特，奧地利作曲家；伊薩克・牛頓，英國物理學家；弗里德里希・尼采，德國哲學家；J. K.羅琳，英國作家；馬克・吐溫，美國作家等。

很多藝人[6]從憂鬱症中走出，告訴大家憂鬱症早期就醫及服

---

[4]　〈南韓十二年內三十五位藝人自殺　別再被憂鬱症帶走……鍾鉉正式道別〉，《Ettoday 新聞雲》2017 年 12 月 21 日。

[5]　抑鬱症患者列表：https://zh.wikipedia.org/

[6]　〈Janet 暴哭崩潰很孤單，揭憂鬱症病史，絕望吶喊〉，《蘋果日報》2016 年 11 月 8 日。

藥的重要性，憂鬱症是可以被治好的，希望世人勇敢面對憂鬱
症，不要被憂鬱症擊垮。

憂鬱症電影

《時時刻刻》（*The hours*）是一2002年首映的奧斯卡獲獎影
片，英國著名女作家維吉尼亞‧吳爾芙（Virginia Woolf, 1882-
1941）的傳記電影。忙碌的懷孕家庭主婦蘿拉‧布朗（茱麗安‧
摩爾飾演），深深著迷於吳爾芙的小說《戴維洛夫人》；克勞麗
莎（梅莉‧史翠普飾演）正為一個愛滋病患舉辦一個宴會；兩人
都受到倫敦知名女作家維吉尼亞‧吳爾芙（妮可‧基嫚飾演）的
作品而有所影響，吳爾芙也正在從事她的創作。「為什麼不能選
擇自己的生命？」片子一開始，吳爾芙投水自盡，給丈夫的遺書
訴說著最重要的事情，「記得我們在一起擁有的幸福，人生中
的，時時刻刻。」

《阿娜答得了憂鬱症（阿娜答有點Blue）》，是日本漫畫家
細川貂的作品，曾被改編成電視劇及電影。電影以可愛又溫馨的
方式，描述了一對結婚五年的夫妻，在丈夫因為工作壓力而罹患
憂鬱症之後，夫妻一同對抗病魔的故事。夫妻分別由宮崎葵與堺
雅人飾演。

《少女初體驗》（*Prozac Nation*），又譯成《憂鬱青春日
記》、《百憂解帝國》。2001年，根據哈佛女學生Elizabeth
Wurtzel於1994年出版《百憂解帝國》，故事描述一位父母離異的
少女，因為新聞獎學金進入哈佛大學就讀，頹靡的大學生活進一
步誘發她憂鬱症發作。作者細微地書寫和憂鬱症掙扎的經歷，詳

述自己曾經如何渴望死亡，積極尋找自殺的途徑等。

作者反諷地解構了百憂解的神奇，談到選擇治療的確讓她獲得了短暫的紓解，但也改變了原來的那個「她」。憂鬱的病患到後來都會不知道自己是誰：似乎該有一個沒有憂鬱症的我，必須把憂鬱症的我結束掉。這位罹患憂鬱症的哈佛高材生說，美國是一個抗憂鬱劑愈來愈多的沮喪國度，每年有超過三百萬張處方含有百憂解。電影後半段描述女主角與精神科醫師在心理治療過程中阻抗，對藥物從抗拒到接受的過程與感想。女主角認為百憂解（Prozac）不是萬靈丹，但它在重要時刻，給予憂鬱者鬆口氣的時間，重新去思考生命的意義。

把憂鬱流在沙灘上[7]

有一個富翁，他可以用錢買到任何東西，但他卻感覺自己愈來愈不快樂。他相信自己得了憂鬱症，尋遍名醫，但空虛的心情，卻仍然夜以繼日地折磨著他。某天，他聽說偏遠的海濱住著一個很厲害的醫師，決定前去看診。醫師聽了他的問題，告訴他：「我有個很好的處方，保證有效！」接著遞給富商三個紙包。醫師叮嚀：「這三個紙包中各有一帖藥，你一天服用一帖就好。不過，切記必須在沙灘上服用，才會見效。」

富翁半信半疑，告別醫師後馬上走到沙灘上，打開第一個紙包。但裡面什麼都沒有，只寫了幾個字：「在沙灘上躺三十分鐘。」富翁覺得自己被要了，但心想死馬當活馬醫吧，便依照指

---

[7]　取自網路的故事：http://www.youtube.com/watch?v=4V41dBqKXXQ&feature=related

示，躺在沙灘上。一開始，他心裡一直想著自己有多不快樂，但漸漸地，他開始聽到海浪的聲音，聞到海水的鹹味，發現藍天中的雲朵正隨著涼風變幻……。他就這麼一直躺著，直到夕陽西下，他才發覺自己躺了不止三十分鐘。

第二天，富翁又來到沙灘，打開紙包。裡面還是什麼都沒有，只寫著：「在沙灘找出五條擱淺的小魚，把牠們扔回海裡。」富翁照做了，不知道為什麼，當他看到奄奄一息的小魚，一回到海裡馬上生龍活虎，他突然覺得心情好像好一些了，於是扔了一條又一條。

第三天，他打開最後一個紙包，寫著：「把你的煩惱都寫在沙灘上。」富翁找了一根小樹枝，在沙灘不斷地寫著：和妻子的關係愈來愈冷淡、孩子不聽話、上個月談生意不順利……。他寫得有些累了，直起腰來，看著自己一連串的煩惱。突然，一陣大浪打上來，又很快就退去了。富翁驚訝地發現，剛剛被他寫滿煩惱的沙地，又回復平整，彷彿什麼事都沒發生。

憂鬱症彷彿已經成了現代的文明病，就算我們沒有罹患憂鬱症，卻或多或少，常會感到悶悶不樂，心口彷彿被壓了一塊大石頭，不過，能搬開這塊石頭的，其實只有自己。故事中的第一帖藥就是「休息」，第二帖藥是「付出」，第三帖藥是「時間」！其實，時間就好像撫平沙灘的海浪，不管再如何深刻的傷口，也會隨著時間淡忘的。

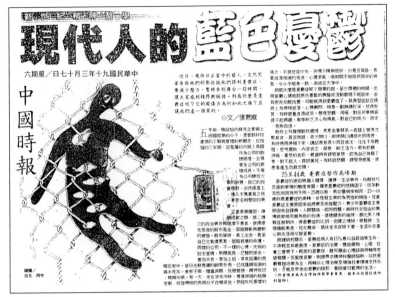

本文原載於《中國時報》2001年3月17日

第二課 大兵的壓力
——適應障礙症

案例一

某新訓中心開了一部九人座廂型車，載滿剛入伍的阿兵哥，直奔三總北投分院門診，希望幫這些弟兄辦理住院或驗退。

案例二

剛從專業軍官班結訓，派任新訓中心擔任排長的小光，在第一次值星後，發現自己連幾個弟兄都搞不定，開始對自己的能力產生懷疑。被連長責備後，在旅館仰藥輕生。

案例三

甫上船的艦艇兵阿派，對船上的空間環境極度排斥，第一次放假就逾假未歸，數天後，被發現留下遺書，堅不上船，吞安眠藥二十顆自殺。

心的感冒

南宋時期，館閣（中央學術機構）設有輪流值班制度，每晚安排一名閣員守夜，如果想要藉故躲懶休息，就會在請假簿上登記，還把這簿子美名為「感風簿」。會用「感風」是因為醫書上有說，風、寒、暑、濕、燥等等都是病因。而「感冒」這個詞，則是「感風」之後仍然「帶病」堅持工作，最後病情全面爆發，不得不請假[8]啊！

根據國防部統計數據顯示[9]，民國101年至105年4月，義務役官兵因心理疾病停役高達47.6%（4166/9956），志願役軍官因心理疾病更高達79.7%（1440/1826）。醫病容易，醫心難？軍中長官最擔心的是弟兄自我傷害，如何增進精神疾病的辨識能力，防微杜漸，已成為國軍幹部重要的基本能力[10]。

案例一

阿明因為覺得從軍工作及收入皆穩定，決定義務役轉服志願役。今年6月下部隊，一開始尚能適應。但7月起，覺得工作內容都是重複做一樣的事情（割草、支援其他單位做檢查），很沒成就感，又覺得自己做事比不上人家，且對於軍中文化逐漸產生許多不滿，再加上父親近日過世，開始有情緒低落，食慾差，失

---

[8]　許暉（2011），《這個詞，原來是這個意思》（台北：漫遊者文化出版社，2011）。
[9]　〈奇！近5年國軍軍官除役 近80%都因心理疾病〉，《中時電子報2016年5月11日》。
[10]　張君威（2016），《精神疾病的辨識與危機處理──國軍自我傷害防治》（台北：獨立作家出版社，博客來網路書店行銷）。

眠，注意力無法集中，並出現負面想法。

上週夜間收假逾假，於投宿的旅館拿塑膠袋套頭，打算一走了之，但未果。回到部隊後，由長官送至本院就診。於急診仍表示有自殺意念（想跳樓），否認過去有躁症經驗，否認過去有幻聽及妄想經驗，否認有物質濫用經驗。求學過程有因為與同學衝突記過但無前科紀錄。國中打工修腳踏車三年，高職時加油站打工一年，入伍前曾做過廚工近三個月，有機車駕照（考一次過）。

案例二

一兵小羅已快退伍，自述因看不慣其他連弟兄打混，向長官反映未獲解決，遂越級呈報。之後，陸續受連上士官刁難，開始出現心情低落、失眠及自殺意念（想跳樓）。部隊送他來住院，他根本不想住院，也不想除役，最後住了一星期後出院。

案例三

看了《新兵日記》[11]電視劇，立志當士官長的女兵小慈，對從軍充滿憧憬。入伍後發現軍中生活與國軍人才招募中心介紹的都不太一樣，簽了契約，又無法後悔，出現心情低落、哭泣、失眠等。

---

[11] 《新兵日記》（英文：Rookies' Diary），是台灣 2010 年的軍教劇、偶像劇，由民視製作、播出；中華民國國防部、成功嶺協助拍攝，以陸軍新兵入伍訓練作為主題。

適應障礙症

「適應障礙症」在軍中常稱為「環境適應障礙」，係指個人在遭逢生活事件壓力後，三個月內所出現異常的情緒或行為症狀，常導致個體產生嚴重困擾或明顯地影響到他的職業社會功能。很多弟兄長官對軍醫官提出這個診斷，常會感到驚訝。認為當兵這麼久，怎麼會有適應障礙！或是認為小孩自幼就很獨立，不可能有適應的問題發生！

適應障礙症（Adjustment Disorder）在2013年《美國精神疾病診斷手冊》第五版（DSM-V）被歸為創傷和應激相關障礙症（Trauma-and Stressor-Related Disorders）。

適應障礙症的定義：

1. 在可識別的壓力源發生三個月內，發展出的情緒或行為的症狀反應。
2. 這些症狀或行為具有臨床意義，表現出以下一項或兩項：
   （1）與壓力源嚴重度或強度不成比例的明顯苦惱，考慮到可能影響到症狀嚴重度和表現的外在背景和文化因素（如小留學生、新住民小孩當兵後的語言問題或思想觀念）。
   （2）在社交、職業和其他重要領域出現顯著功能減損[12]。
3. 此壓力相關的困擾不符合另一精神疾病的準則，也不只是

---

[12] 〈兵不回部隊，捷運站躺地上打滾〉，《民視新聞》2013 年 4 月 2 日。

原有精神疾病的惡化。

4. 這些症狀不代表正常的哀慟反應。

5. 當壓力源或其他結果終止，症狀不持續超過額外的六個月。

適應障礙症合併其他症狀[13]

適應障礙症常會合併許多症狀，也是求診的原因。如：憂鬱情緒（309.0/F43.21）、焦慮（309.24/F43.2）、混和焦慮與憂鬱情緒（309.28/F43.23）、品行問題（309.3/F43.24）、混和情緒與行為規範問題（309.4/F43.25）、非特定（309.9/F43.20）等。

易發生適應障礙症的族群

哪些弟兄較容易產生有適應障礙呢？臨床判斷個案是否對壓力源的反應為適應不良，或是否其伴隨痛苦是否超過所預期的程度，皆應考慮個案的文化背景、壓力源的本質、意義、經驗及對壓力源的評價等。如果弟兄在未入伍前就抱定想逃兵的心態，當已無法因病而被驗退，內心充滿不甘，很容易就產生環境適應障礙。

造成適應障礙的壓力源可為單一事件，如突然被長官斥責而有輕生念頭；或為多重壓力源，如部隊操課過重，無法休假，外加女友兵變，琵琶別抱，頃刻間不知為誰而戰，突然出現撞牆或跳樓等衝動行為。壓力源可為再發性——如每逢某位魔鬼班長值

---

[13] 數字為醫師診斷分類碼，方便軍醫官臨床診斷、分類、研究。

星就發生，或連續性──如不斷戰技訓練，承受不了，易出現自我傷害行為。

　　此狀況若無法妥善處理，可影響整個單位運作。當弟兄有樣學樣，陸續出現精神症狀，造成單位包車帶隊，將集體送往精神科門診，連隊弟兄好幾人同時住院，不僅影響部隊士氣與戰力，甚至對基層軍官領導統御能力產生嚴重影響，不可不謹慎預防。

適應障礙症是否會發展成其他精神疾病？

　　適應障礙症大部分的症狀會在壓力源解除後改善。積極接受治療可以縮短病程與疾病強度，並避免疾病惡化。根據國軍桃園總醫院精神科針對役男適應障礙追蹤研究發現[14]，適應障礙症役男軍人在入伍前、後都有比較高的自我傷害想法、計畫，及行為。在第一次看精神科門診前的回溯追蹤，弟兄在入伍前曾求助過心輔人員協助者有22.8%，入伍後曾接受部隊輔導者有66.7%。初診診斷適應障礙的役男，有19.3%合併性格異常或智能不足，有12.9%追蹤後更改診斷為嚴重型憂鬱症或精神官能症等。

　　適應障礙不單純只是心理問題：國軍桃園總醫院的研究亦顯示適應障礙症役男在入伍期間合併一種以上內外科疾病者有（68.4%），平均是2.6種。主要為骨折、關節扭傷、肌腱炎、消化性潰瘍、氣喘、偏頭痛、皮膚病等。

　　就危險性而言，被診斷為適應障礙症役男入伍前曾有自我傷

---

[14] 林志強、夏一新、諶立中、潘能靜、楊斯年（2001），〈役男適應障礙之追蹤研究〉，《台灣精神醫學》雜誌2001年第15期，頁310-318。

害想法者有52.6%，曾有自我傷害計畫者有33.3%，曾有自我傷害行為有28.1%；入伍後自我傷害想法者有82.5%，曾有自我傷害計畫者有50.9%，曾有自我傷害行為有38.6%。除此之外，適應障礙役男有較高的不假離營的想法（61.4%）、不假離營的計畫（35.1%）與不假離營的行為（12.3%）。

適應障礙症的治療

適應障礙的治療目標以壓力源的分析探討、解除及支持性心理治療為主。大部分適應障礙的症狀在壓力源解除後，症狀可隨之緩解。若未經治療，有些可以演變成憂鬱症，並有潛伏性自殺的危險。許多部隊與家長為了擔心歷史重演，希望在醫院中住院住到退伍或立即停役或更改至輕鬆部門，以解決燙手山芋。但是，這有現實的考量，也不能真正讓弟兄面對事實，學習成長。

治療分為藥物治療與心理治療。藥物主要是立即處理無法解決的焦慮、憂鬱、失眠或激動等症狀。心理治療的主要的目標為：（1）了解個案本身在事件中所扮演的角色、（2）教導個案避免再度進入同樣情境、（3）讓個案對壓力與問題的處理有正向的態度、（4）鼓勵對問題有客觀的看法並在壓力中取得平衡、（5）了解弟兄對事件敏感的原因與理由。

適應障礙症需要住院嗎？

住院並不是適應障礙症的唯一選項，住院亦不宜太久，以免失去再適應部隊的能力。住院的主要考量是弟兄是否出現自我傷

害或傷害他人的意念或行為。通常會給予兩星期的短暫休息，並
培養重新出發的能力。弟兄住院後，可立即解除壓力源，給予充
足的睡眠、職能治療，提供家庭與社會的支持。

　　通常在醫院住得愈久，回去愈難適應；見好就收，通常愈早
回去部隊，愈能完成兵役退伍。二次世界大戰，對於戰場壓力
的士兵，有個PIE的處理原則[15]。亦即：（1）在離戰場最近的地
方休息（Proximity to battle）、（2）立即處理（Immediacy）、
（3）目標是期待身心恢復回戰場（Expectation to recovery）。這
樣的方式後來也利用在韓戰及越戰，特別是處理急性壓力反應及
創傷後壓力症候群的士兵。

適應障礙可辦理停除役嗎？

　　適應障礙是精神科門診，最常見的診斷，但並不符合國防部
的體位停除役標準，若屬於海軍艦艇兵，則可以申請調到陸地單
位，繼續服完兵役。有些個案回部隊後依舊適應不良，須持續門
診或住院追蹤治療。

案例一

　　陸軍下士阿東，調單位後，因適應障礙於國軍高雄總醫院精
神科住院兩週，出院後持續適應不良，轉到三總北投分院二度住
院，最後以嚴重型憂鬱症除役。

---

[15]　Jones, E., & Wessely, S.(2003), "Forward Psychiatry" in the Military: It's Origins and
Effectiveness, *Journal of Traumatic Stress*, 16, 411-419.

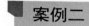
案例二

海軍少尉阿龍，因艦艇適應不良於國軍左營醫院住院兩週後，調陸轉至陸地單位，依然無法適應。後來又回到三軍北投醫院住院，最後以精神官能症除役。

案例三

空軍上兵阿飛，因為工作做不完逃兵並有自殘行為。住院兩週後，在家人及部隊支持下，重新思考後出院回部隊，最後順利服完兵役退伍。

給部隊與家人的話

當弟兄住院時，部隊不要一開始就想到要幫弟兄辦驗退或停除役。疾病以治療為優先，須先讓病患及家人安心，在一個無壓力的安全環境接受專業的治療。接下來要做的是：

1. **認識及接受病患**：了解問題來源，並協助其配合治療。
2. **同理病患狀況及能力**：勿給予過度期許、壓力與指責，多給予支持及關懷。
3. **與醫護人員共同討論**：接受醫護人員的評估及建議。

3T：Tear, Talk, Time

醫師，我的小孩何時會好？什麼時候，他可以回部隊去？小

孩哭，媽媽哭，阿嬤也跟著哭！士官長爸爸生氣，罵小孩沒出息！小孩好不容易當上軍官，怎麼會這個樣子？醫官老弟啊，你每天要好好跟他輔導，叫他趕快回部隊，不然我抬不起頭來……

小孩進入病房，換上傷患服，整棟樓滿滿的弟兄，同是天涯淪落人，相逢何必曾相識？一群人正在玩桌遊，突然發現，那不是當年官校XX年班的同學？病房放風打球的時候，又遇到住在別層樓的同班同學……

To be or not to be, that is the question[16]?同學們，我們要回去當兵呢？還是離開軍中，共創未來呢？這兩個星期，看到病房有人除役生效，有人回部隊當兵，有人還在鬧自殺！接受了心理師的團體心理治療，還有職能治療師安排的溫泉泡泡樂，看著美麗的護理師，心情也逐漸平靜下來，但想到部隊，又不開心了……

心測報告出來了，明天醫官約部隊輔導長和家長，到病房舉行三方會談，我可能要被帶回部隊，部隊也有可能不要我！我可不可以繼續在這裡住下去，一直到退伍？還有好幾年才能退伍！

弟兄送醫後，大致上會經過3T過程：流淚（Tear）、談話（Talk）、時間（Time）的沉澱；不要急著讓病患住院或辦停除役，給部隊、家屬、醫院一個緩衝的時間，也讓個案好好地思考，從跌倒的地方再站起來。

電影《新兵正傳》

《新兵正傳》（*Ah Boys To Men*）是2012年的一部新加坡電

---

[16]　莎士比亞四大悲劇之首《哈姆雷特》，膾炙人口的「to be, or not to be」經典台詞。

影，為了紀念新加坡國民服役制度四十五週年。劇中男主角，為了不當兵，和見營外女朋友，在操練中故意不喝水，為的就是要中暑，期待被送入院，並可以回家休養，順道見女朋友，差點丟了生命⋯⋯

跟台灣過去徵兵制一樣，新加坡的每個男生都必須服二年國民義務役。《新兵正傳》以阿兵哥入營受訓為題材，結合了家庭、親情、愛情，以及朋友兄弟情的故事，劇情輕鬆幽默，更難能可貴的是，電影讓觀眾看到「大男孩」成長為「真男人」的過程，投射在大環境相仿且即將改為募兵制的台灣，可說更具正面教育意義。

2011年，我應邀到新加坡國立大學演講，會後也談到新加坡的兵役制度。他們說：一對高中情侶，同時考上醫學系後，沒有緩徵；男的必須先去當兵兩年，等到回學校讀大一時，女朋友已經大三，他還是菜鳥。女生在醫院當主治醫師時，男朋友是她的住院醫師，還必須叫她老師⋯⋯。每個國家的兵役制度，有其優缺點，他山之石，可以攻錯。

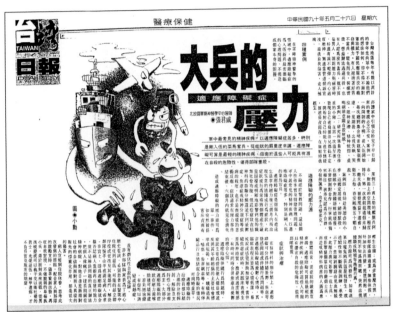

本文原載於《台灣日報》2001年5月26日

第三課 激動的蛇形刁手
——換氣過度症候群

案例一

新兵阿富，在門診提及當兵心情時，突然間情緒激動，不斷喘氣，右手發麻，手指像蛇形刁手般僵硬。

案例二

部隊稍息聽訓時，小傑突然呼吸急促，臉色蒼白，頭暈，肢體麻木刺痛，隊職官緊急呼叫醫官……

案例三

軍醫院門診時，家長一直指責孩子不想當兵，是畏苦怕難，突然間，孩子情緒激動，抱胸喘氣抽搐……

何謂換氣過度症候群

正常成人呼吸，每分鐘約十五至二十次。當在某種壓力情境或不明原因下，發生呼吸速度增快或呼吸深度加深，當血中二氧

化碳降低，會出現胸痛、心跳加速、呼吸急促、抽筋、肢體麻木刺痛感、肌肉僵硬、不安及煩躁等現象，稱為「換氣過度症候群」（Hyperventilation Syndrome，簡稱HVS）。高度換氣會導致供應血液到腦部的動脈收縮，而導致頭昏眼花、心跳加速、口乾、手心出汗等情形。可能會讓人感覺自己心臟病發，然後恐慌接踵而至。

換氣過度會導致呼吸性鹼中毒，只要增加吸入氣體中的二氧化碳分壓，就可減輕症狀[17]，也因此引進「紙袋再呼吸法」（Paper-bag Rebreathing Method）來治療緊急性的換氣過度。

換氣過度症候群典故

美國南北戰爭時期，Da Costa醫師發現數以百計的軍人在戰場出現喘不過氣、呼吸急促、頭暈、心悸、胸痛等症狀，最後出現極度疲乏與衰竭，稱為達科斯塔綜合徵或「士兵的心」（Soldier's Heart），是一種症狀與心臟病相似的綜合症，雖然體格檢查沒有發現任何生理異常。現代醫學的角度，達科斯塔綜合症被認為是焦慮症的表現，治療以行為治療為主，包括生活方式和鍛鍊的改變。

換氣過度的原因

除了重大身體疾病，如氣胸、心肌梗塞、肝疾病等生理性原因外，大部分的換氣過度症候群，與心理因素有關，特別是不

---

[17]　林璇音、龍佛衛（2002），〈換氣過度症候群〉，《當代醫學》雜誌第29卷第6期，頁 501-505。

安、緊張或源於預見某種不明的危險而引發的侷促或焦慮，會引起呼吸頻率及深度的改變，特別是習慣壓抑憤怒而不對外顯露的人。精神科的恐慌症及懼曠症病患，有一半以上曾出現換氣過度症候群[18]。

換氣過度症候群的治療

換氣過度症候群急性發作時，可用塑膠袋罩住患者口鼻，令其慢慢呼吸，增加肺臟二氧化碳濃度而緩解，即為「紙袋再呼吸法」。但許多患者及家屬對這種方法，認為荒唐、可怕，甚至誘發幽閉恐懼，因此在套塑膠帶之前，必須先給予疾病衛教。

行為治療包括系統性的減敏感作用、放鬆訓練與生理回饋，目的在集中改善增強的病態行為，以改變患者不良的適應模式。徐緩而不深的腹式呼吸訓練[19]，請病患盡全力呼出所有空氣（使過度充氣的肺部稍微回復），請病患吸氣時，不要提高胸部，而是使腹部挺起來。呼氣時也是胸部不動腹部動，慢吸慢呼，連續操作至症狀緩解。此外，治療者必須抱持正向的鼓勵態度，了解、接納病患及其家屬的痛苦，在良好的醫病關係下，使患者了解呼吸模式與此病的重要關係，治療才能有成效。

心理治療須尋找引起第一次換氣過度症候群發作的特殊事件，如真實或威脅性的失落（分離、離婚、死亡），身體受傷或目擊到令人驚悚事件（火爆性爭執、創傷性死亡、意外）等，是

---

[18] 劉昕怡、許森彥、蘇世斌，〈換氣過度症候群之處理與預防〉，《基層醫學》第22卷第1期，頁17-21。

[19] 腹式呼吸訓練：http://www.youtube.com/watch?v=khhHgg3KgGk

心理治療的起點。因為患者容易以否認、壓抑、合理化來掩藏真正的「最初事件」，因為換氣過度症候群已與某組特別的內心感受牢牢結合；任何時候，不管什麼原因，只要這些內心感受受到激發，便會再度產生換氣過度症候群[20]。

生理回饋治療可讓病患學習放鬆技巧，也可以用來對會導致緊張、生理疼痛的生理功能加以控制，使其更有能力去面對壓力情境。在藥物治療方面，若病患平時有心悸，可使用乙型腎上腺阻斷劑（Inderal），若有焦慮症或憂鬱症，則使用抗焦慮劑或抗憂鬱劑。

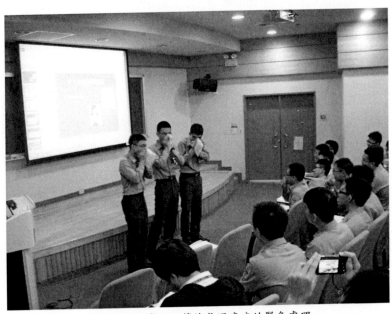

國防醫學院學生示範換氣過度症的緊急處理
（2012年11月19日，擔任國防醫學院公衛系心理衛生專題講座）

---

[20] 陳文蔚、謝文斌（1989），《換氣過度症候群》，《當代醫學》第 16 卷第 5 期，頁 391-396。

第四課　學習緩慢──智能偏低

診斷	智商	能力	學歷維持
邊緣性智能不足	71-84	可維持生活	國、高中職
輕度智能不足	55-70	可教育	小六
中度智能不足	35-55	可訓練	小二
重度智能不足	20-35	長期照護	啟智班
極重度智能不足	20以下	終身庇護	無法就學

*智能不足的分類

案例一

　　二兵阿海，高職畢業後，曾到加油站及便利商店工作，因為不知道如何面對客人問題而離開。入伍後，出現失眠、哭泣、無法完成長官交代的任務。返台休假時，由家人送至醫院。

案例二

　　新兵阿凱，某科技大學肄業，於部隊中號稱天兵，狀況連連，長官很不放心，送至醫院尋求幫忙。

案例三

一兵阿超,高職畢業,工作是開怪手,已婚,育有一子,月入五萬。入伍後於軍中常因細故長與班長吵架,情緒控制不佳……

案例四

槍帆二兵賴虎,科大肄業,在家幫忙賣麵,看到國軍人才招募,選了薪水較高的海軍艦艇單位。上船後,醫官發現他學不會CPR,接著發現他連很多簡單的英文單字都看不懂……

案例五

入伍生阿茂,大學肄業,國中時領有學障手冊,在校常被霸凌。在新訓中心會突然握拳、生氣、暴走,一直需要輔導長在旁邊安撫……

智商的定義

智商(IQ)是某一時間點、某個特定且有限抽樣樣本的相關能力。智商是許多能力交互作用後,衍生出來的結果。智商高並不保證成功,只是表示個人具備較多成功的基本要件[21]。智商

---

[21] 人生比什麼?十歲看智力,二十歲看學歷,三十歲看能力,四十歲看經歷,五十歲看財力,六十歲看體力,七十歲看病歷,八十歲看黃曆。

低的人，則有相當的限制加在他身上，在軍中容易產生學習與人際的障礙。

研究顯示，在預測須高度專業的複雜職業時，工作熟練度與總智商之間的相關最高；但在預測專業技能較不複雜職業時，相關就較低。國軍志願役士兵或預官智力測驗分數須達到90以上。若要報考研究所或出國進修，要求的智商則須達100。

智力測驗

軍人的主要任務是保家衛國，兵不厭詐，智能太低，會影響部隊安全。智力測驗也成為世界各國用來評斷是否能成為軍人的入門考試。智力測驗的主要優點是能正確地預知未來。智力測驗可以預測：（1）學業成就、（2）工作表現、（3）腦傷。

智力測驗是測量受試者「目前功能」，特別是在短期預測。目前常用的魏氏智力測驗（WAIS）是多個分測驗組合而成的智力測驗，結果提供了全量表智商（FIQ）、語文智商（VIQ）、操作智商（PIQ）三個分數。

通常專業工作者、高學歷者或高智商者，語文智商高於操作智商。低教育背景者，作業智商通常高於語文智商。左腦管語言，稱為「知性腦」。右腦管圖像，稱為「藝術腦」。當右腦半球損傷時，操作智商（PIQ）會下降，語文智商（VIQ）會顯著大於操作智商（PIQ）。

智力測驗有時並不是很準，可以用補習方式提高，也可以故意考差。所以，常希望參考過去國小、國中、高中成績。除了成績外，也要注意班上人數與個案在班上排名，還有個案所在的班

級是前段班、後段班或是資源班[22]。

智能偏低

智能不足（Mental Retardation）的定義是智商低於70，表示功能低於同年齡2%人口功能。智商120，則優於同年齡的91%。國防部役男體位中的「智能偏低」，定義為智商85以下，涵蓋醫學中的邊緣性智能不足（智商71-84）及其他程度的智能不足（輕度、中度、重度）。

根據國防部役男體位判定，智力測驗智商低於85（含），提供國小、國中成績單，經國軍醫院精神科專科醫師判定為智能偏低，可免服兵役。

在精神科的診斷分類上，沒有「智能偏低」的診斷，只有「智能不足」的診斷，智商在70以下屬於智能不足，智能不足符合殘障申請標準；智商在71-84屬於邊緣性智能不足，邊緣性智能不足不符合殘障申請標準。

國防部為了避免污名化，將診斷名詞改為「智能偏低」，只要智商低於85，與國小、國中成績相對照，經由精神科專科醫師判斷確認，即可辦理停役。智能偏低受到遺傳及環境因素影響，雙胞胎及領養研究結果支持遺傳影響致能之假說。另外早期發展因素如感染、受傷、營養不良，出生時體重過低及情感剝奪亦會影響智能。

---

[22] 資源班是指學生具有各類輕度身心障礙的程度，但有意願在普通校學校就讀，就依其意願安置在普通學校，在校大部分時間在普通班上課，抽出部分時間到資源班接受彈性化、個別化及功能性教學，根據兒童的能力及特殊需要來施以個別化教育方案，使學生在普通學校亦能獲得適當資源的輔導及幫助。

　　輕度發展遲滯、持續社交不成熟、廣泛性學業表現差意味可能是邊緣性智能不足之個案[23]。除了學業成績不差，個案亦常合併有諸多行為問題，多可歸因於自我價值感低、家庭功能傾向於高控制性及支持度較低所造成。個案在長期追蹤後發現亦常出現情感性疾患、品性疾患等。

　　有時看學生的成績變化曲線，搭配智力測驗商數、學習能力、生活能力，可以確定診斷智能不足的嚴重度。當醫師在診斷病患為智能偏低時，很多家屬難以接受。很多人自述國小、國中成績還不錯，只是不想念書，也沒有必要拿成績單給醫師。有經驗的輔導長，多帶幾次弟兄看病，就能發現智能偏低，這是一種手感。

智能偏低的原因

　　智能障礙的成因分為先天和後天兩種。先天的智能障礙可能是由於染色體異常，而後天的成因則可能是腦部受到損傷（如：車禍、被打），或是受到外在事物的刺激（如：不客觀的評價也可能導致智力障礙）。

　　研究顯示，親生子女的與親生父母之智能相關程度，較領養子女與養父母之智能相關程度高，說明子女之智能深受遺傳影響。在動物研究上，讓走出迷宮能力較強的老鼠互相交配，與走出迷宮能力迷宮能力較弱的老鼠互相交配，經過八代觀察之後，發現強者在解決問題、判斷及運動能力的改變，強者的後代愈

---

[23] 蔡孟岳、王厚中、張敏（2001），〈邊緣性智能〉，《臨床醫學》雜誌 2001 年第 48 期，頁 108-110。

來愈強，弱者的後代愈來愈弱，顯示智能綜合能力深受遺傳的影響。

智能不足的診斷準則

1. 一般智力功能顯著低於一般水準，個人智力測驗智商分數約70以下。
2. 適應功能中如下述至少兩項同時有缺陷或障礙，包含：溝通、自我照顧、家居生活、社交、人際關係技巧、使用社區資源、自我管理、功能性學業技能、工作、休閒娛樂、健康及安全維護。
3. 十八歲前即初發。

智能偏低與當兵

軍以戰為主，兵不厭詐，智商高的軍人，比較能打勝仗，也比較能全身而退。國防部需要一定的要求役男智商須超過85，是一種選兵上的需求。預官及志願役軍士兵幾乎在入營前，都須智力測驗成績，且有更高的標準。然智能與成就，並非絕對成正比，智力測驗可以靠短期作考古題提升，不適合作為絕對的單一評估[24]。

台灣早期大學錄取率較低，智能偏低的族群，以高中職以下學歷居多。但目前有些大學錄取容易，畢業也不難，畢業後在部

---

[24] 〈智商沒 100　上千軍士官被逼退〉，《聯合新聞網》2007 年 4 月 23 日。

隊中學習緩慢，無法適應；送醫後經臨床評估，回顧國中、國小成績單，也會發現智能偏低的診斷。

面對智能偏低，臨床上出現兩種截然不同的狀況，第一是家長希望藉由當兵的磨練可以使各案變得成熟，讓部隊幹部來管教他們的小孩，同時擔心拿不到退伍令，以後不好找工作，所以不願配合去學校申請成績單。此時應與家屬溝通，解釋個案可能在部隊中發生之狀況，如跟不上進度，影響部隊操練、適應困難，甚至違反軍紀被判刑的風險。

智力測驗不是判定停役的絕對標準

案例一

某兵役單位申訴個案：某役男接受兵役體檢時，智力測驗分數83，無法當兵，但他前往其他地方測驗智商，都超過這個分數，希望改判體位或複檢，期待服完兵役……

案例二

某大學畢業生，自述在部隊的東西都學不會，於軍醫院接受智力測驗，總智商81，欲辦理停役；然其國小、國中成績名列前茅，高中成績中上。精神科醫師認為不符合標準，無法開立智能偏低的診斷，個案非常生氣……

解析

凡測驗必有誤差，凡測驗必有造假可能。在不同身心狀況下，測出來可能會有不同。所以臨床上的判讀相當重要，很少有人會從國小，就開始準備未來要以智能偏低逃兵，這也是國防部一直堅持欲以「智能偏低」辦理停役，須繳交國小及國中成績單。

很多弟兄在門診會聲稱找不到成績單，轉學或搬家不方便回去找；或是學校已經倒了，是否可以網開一面等。但礙於國防部的規定，最後為了辦理停役，在隊職官的協助下，搭高鐵以最快的速度，將所有成績單湊齊。

衛教影片《阿甘正傳》（Forrest Gump）

1994年湯姆・漢克斯（Thomas Jeffrey Hanks, 1956-）主演的電影《阿甘正傳》，男主角童年時被診斷出智商只有75，但在他的堅持下，完成了許多人一輩子都做不到的事，例如憑藉體育天賦進入阿拉巴馬大學橄欖球隊，和球隊獲得全美冠軍並受總統接見。

電影名言：「人生有如一盒巧克力，你永遠不知道將嚐到哪種口味。」（Life was like a box of chocolates. You never know what you're gonna get.）

領　域	七　上	七　下	八　上	八　下	九　上	九　下	平　均
語文(國文)	56.67	49.17	44.83	36.33	41.33	41.00	44.89
語文(英語)	60.50	40.50	30.67	50.50	33.50	32.25	41.32
數學	71.77	66.42	37.96	30.87	29.20	43.50	45.62
社會	53.17	53.25	42.39	49.39	39.89	30.97	44.84
自然與生活科技	56.25	58.04	49.80	43.70	21.05	16.30	40.86
藝術與人文	68.55	67.25	59.75	47.75	41.42	80.17	60.82
健康與體育	80.13	73.50	68.79	77.00	70.00	85.25	75.78
綜合活動	75.25	77.45	63.83	75.33	71.25	80.75	73.98
平　均	64.58	59.13	49.01	49.09	38.46	44.91	50.86
日常生活表現	91.00	91.40	89.00	78.60	77.60	74.60	83.70

臺北市立　　國民中學 多元入學在校成績證明單

這張成績單可以看到數理及語文成績逐漸下滑

48

第五課　說不出的焦慮與不安 ──精神官能症

案例一

醫師，你講了半天，我還是聽不懂什麼叫做「精神官能症」。是不是「精神病」？可不可以說白話一點？

案例二

心輔官說：等一下，我送你去北投醫院鑑定。如果醫官判定你是「精神官能症」，你就要在醫院住半年才能辦除役！如果是「重度憂鬱症」，一個月就有希望除役！

案例三

下士阿進自一兩年前開始，在沒預期的場合，獨處時也會，不知道原因，會有頭暈、胸悶、心悸、發抖、手腳發麻，症狀約在十分鐘達到最嚴重的程度，不會在特定情境發作，不會害怕無預期的發作及後遺症，但沒有明顯行為改變。

精神官能症

精神官能症（Neurotic Disorders）是一組精神疾病的總稱，病因夾雜了先天體質腦細胞功能的脆弱與後天生活環境的心理因素。後來為了強調精神（心理）因素在此病發生上的重要性，就將它命名為精神官能症。

精神官能症的症狀都是在正常心理可以理解的範圍內，並不會出現明顯扭曲現實的狀況，大部分和心理因素及環境壓力有關。新兵在部隊出現精神官能症是由於弟兄在原有觀念與經驗下，遇到未曾經歷的環境，難以適應時，產生很大的困擾。內心產生「心理衝突」，反射出呼吸急促、胸悶、恐慌、強迫等症狀。

精神官能症的別名

「自律神經失調」、「腦神經衰弱」，常常被用來取代精神官能症，但也比較淺顯易懂。自律神經系統主要分為交感神經和副交感神經，沿著脊髓神經像大樹分支一樣，分布到全身的內臟及血管。交感神經和副交感神經必須相互協調制衡，才能使人體維持正常運作。

交感神經，負責衝鋒陷陣，應付外來緊急狀態，如恐懼、壓力等，並刺激腎上腺分泌，比如心跳加快等，使身體主要系統活動力增加。副交感神經像個慢郎中，抑制心跳、血壓，使呼吸平緩，降低能量消耗，讓身體器官進行休養及修復。

當身體長期處於亢奮狀態，如壓力大或連續熬夜時，會強迫

刺激交感神經，使腎上腺素分泌旺盛。如此一來，不但精神無法集中、情緒變壞，影響範圍遍布全身，如同一路敲響警鐘般，出現手腳冰冷、頭皮發麻、冒冷汗、肚子痛、心悸等全身不舒服症狀。

精神官能症典故

俄羅斯醫師巴布洛夫（Ivan Petrovich Pavlov）讓狗對圓形與橢圓形產生不同條件反射，在條件反射形成之後；將本來的正圓形漸漸地弄平成橢圓形。當此正圓形漸漸變成正圓形與橢圓形的中間形狀而難以判別時。這隻狗會因條件反射的困難，而呈現一種焦慮、不安、暴躁的狀態，與人類的焦慮症極為相似。

根據精神分析創始人佛洛伊德[25]的解釋，精神官能症是受無意識中尚未解決的內心衝突所引。也就是在童年時期的人格發展過程中，因為內心受到外界的傷害，所以才會引發後來的精神官能症。因此，治療精神官能症不能只解決現在的問題，更必須以解決無意識當中壓抑的內心衝突為目標[26]。

---

[25] 西格蒙德・佛洛伊德（Sigmund Freud, 1856-1939），奧地利人，他提倡通過精神分析學家與病患的溝通來治療精神病。著有《夢的解析》、《精神分析引論》、《圖騰與禁忌》等。提出「潛意識」、「自我」、「本我」、「超我」、「伊底帕斯情結」、「利比多」（libido）、「心理防衛機制」等概念，認為人類男性天生具有弒父娶母的慾望和戀母情結（即伊底帕斯情結），女性天生具有弒母嫁父的慾望和戀父情結（又叫厄勒克特拉情結），以及兒童性行為等理論。如今其理論的大部分細節已經被心理學界拋棄，但理論的框架和研究方式深深影響了後來的心理學發展，被世人譽為「精神分析之父」。

[26] 李明濱、李宇宙，《精神官能症之行為治療》（台北：健康世界雜誌社，2000）。

歇斯底里

「歇斯底里」是個常聽見的形容詞，一般民眾常把情緒不穩定、激躁的行為，如大吼大叫，就當是歇斯底里，但這並非就是歇斯底里症，它在醫學上是有其古老的來源。「歇斯底里」一詞是源於古希臘的hysteria，即是「子宮」一字，當時以為病患之所以會呈現出各式各樣的症狀，是因子宮在體內四處移動所導致。此症病患會出現痙攣、月經不順、噁心、嘔吐、頭痛、頭昏、全身乏力等症狀，且多發生於年輕未婚女性，因此古時以子宮的移動來解釋此症，就根據子宮的原名為此命名。

精神官能症與精神病

精神官能症或稱為神經症，指相對較為普通的心理問題，個體沒有腦異常的跡象，沒有表現出廣泛的非理性思維，沒有違反基本的規範，但體驗到主觀的痛苦或自我挫敗的模式或不適當的應對策略。精神病性（Psychotic Disorders）或精神病，被認為在性質和嚴重程度上有別於神經性障礙，精神病患者的行為非常顯著地偏移了社會規範，還伴有深度的理性思維和一般情感過程的混亂。

精神病是一種嚴重的精神疾病，其特色為與現實脫離。精神病通常會有幻覺、妄想與非邏輯性思考（illogical thinking）。精神官能症是一種比較輕微的精神疾病，其特色為將現實扭曲，但並沒有完全與現實脫離。精神官能症通常會有焦慮（anxiety）與

憂鬱（depression）。

精神官能症的分類

　　精神官能症的種類很多，也有人將這個詞當作輕度精神疾病的總稱。目前在精神疾病診斷準則手冊中，已將大部分的精神官能症歸類在焦慮性疾患中，包括恐慌症、強迫症、廣泛性焦慮症、創傷後壓力疾患等。

精神官能症與停除役

　　精神官能症屬於輕型的精神疾病，是可以治療的。在志願役軍人，必須罹病滿六個月，有完整病歷，併有顯著社會職業功能減損，才能經由各醫院醫評會程序，經所有委員討論通過後辦理除役。四個月軍事訓練役軍人只要診斷確立，符合國軍心訓驗退暨常備兵因病停役停止訓練作業規定，即可辦理停訓。精神官能症，也是停訓後複檢，最容易被徵召回來當兵的精神疾病。

精神官能症的治療

　　精神官能症是以焦慮為主軸的輕型精神疾病，醫師會根據臨床症狀，採用藥物、心理治療或合併治療。症狀輕微者，可透過心理治療，經由諮商、運動、減壓等的方式來減輕壓力。

表三　處理心理衛生問題壓力感受 (n=86)

問題	平均分數	標準差
情緒低落	4.20	1.01
適應障礙	4.12	.93
自我傷害	3.98	1.22
怪異行為	3.93	.98
精神科病史	3.24	.86
男女感情	3.14	.92
疑似詐病	3.07	.98
反抗行為	2.91	.99
吸毒	2.79	1.05
學習障礙	2.58	.77
家庭經濟	2.45	.85
性別認同障礙	2.33	.95

本研究文章原載於《健康促進與衛生教育》雜誌[27]

[27] 張君威、姜逸群（2009），〈國軍政戰軍官處理心理衛生問題壓力感受與衛生教育課程需求研究〉，《健康促進暨衛生教育》雜誌 2009 年 29 期，頁 57-52。

第六課　災難噩夢連連
──創傷後壓力症候群

案例一

　　新兵搭軍方收假車，睡夢中遊覽車車禍翻覆[28]。當時目睹車上哀號遍野的弟兄，本身擦傷雖無大礙，但回部隊後，一直夢到當時場景，出現激動、哭泣、自傷意念而送醫治療。

案例二

　　天災後，國軍弟兄參與挖屍體行列[29]。回營區睡覺時夢魘連連，一直夢到自己像一隻小狗，在荒野中聞人的屍臭，醒來後崩潰大哭送醫。

案例三

　　參與撲殺口蹄疫豬隻弟兄，睡覺時夢到豬在追他。吃飯時看到排骨飯反胃，像中邪般神情呆滯，家長幫弟兄向部隊請假帶去

---

[28] 〈44 名新兵收假，國道翻車 1 死 43 傷〉，《中天新聞》2010 年 7 月 10 日。
[29] 〈誰下令趴地聞屍？軍：自學韓國搜救隊〉，《中天新聞》2009 年 8 月 19 日。

收驚……

創傷後壓力症候群

創傷後壓力症（Post-traumatic Stress Disorder，簡稱PTSD，又稱創傷後遺症）是指人在經歷過性侵害、戰爭、交通事故等創傷事件後產生的精神疾病。其症狀包括會出現不愉快的想法、感受或夢，接觸相關事物時會有精神或身體上的不適和緊張，會試圖避免接觸，甚至是摧毀相關的事物，認知與感受的突然改變，以及頻發的激動反應等。這些症狀往往會在創傷事件發生後出現，且持續一個月以上。有時候也會將創傷後壓力症稱為創傷後壓力反應（Post-traumatic Stress Reaction）以強調這個現象乃經驗創傷後所產生之合理結果，而非病患心理狀態原本就有問題。

災難救援者的自我照顧

台灣近年來太多的天災：空難、口蹄疫、禽流感、高速公路走山、颱風、地震等。每逢災難發生，總是看到令人敬佩的國軍弟兄，不眠不休地前往救援，創傷後壓力症候群也衝擊著救災官兵的心理健康。災難救援者若無法照顧自己，便無法照顧他人[30]。容易多愁善感和表達同理心的者，易發生心力交瘁（compassion fatigue）或續發性壓力創傷症。

---

[30] 歐陽文貞（2016），〈自救：在災難救援的自我照護〉，《災難精神醫學：準備、評估與治療》（台北：合記圖書，2016）。

創傷後壓力症候群的三大特性

1. **經驗重現（Flashback）**：侵入性的回憶、困擾夢境以及倒帶、關於任何象徵或相似傷害提示的強烈困擾。
2. **麻木與逃避（Nubness and Avoidance）**：逃避思考、感覺、活動、地方、人物，無法回憶起關於傷害的重要情節，對活動喪失興趣、分離及疏遠，對未來有一種透視縮短的感覺。
3. **高度覺醒（Hypervigilance）**：不易入睡、不易保持睡眠，激動無法集中精神，過度警覺以及誇張的驚嚇反應。

創傷後壓力症候群的治療

　　創傷後壓力症候群屬於焦慮症的一種，在正統的治療上，主要可以採用心理治療或藥物治療等方法。在心理治療上，認知行為治療或行為治療為過去針對PTSD的主要治療方式，透過與心理師一對一的晤談，個案學習克服這些徵狀的解決方式，進而漸漸消除這些身心徵狀對日常生活的影響。

　　藥物治療主要以抗焦慮的藥物為主，然而許多人因為無法忍受藥物副作用或其他因素影響，往往自行停藥或調整藥量，進而造成醫師無法準確了解個案用藥狀況，甚至引發出人意料的不良作用。因此，在藥物的使用上，與醫師配合找到符合恰當的藥物與藥量，會是最佳的面對方式。

創傷後壓力症候群的電影

《搶救雷恩大兵》（*Saving Private Ryan*）是一部於1998年上映的美國戰爭片，劇情描述諾曼第登陸後，搶救二等兵雷恩的故事。電影開頭的奧馬哈海灘搶灘場面，重現了當年的殘酷與慘烈，亦是本片列為創傷後壓力症候群教育影片原因。諾曼第登陸後，雷恩家四名於前線參戰的兒子中，三個兒子皆已於兩週內於海外各戰區陸續陣亡，其母親將在一天內接到三個兒子的死訊。而隸屬101空降師二等兵的小兒子雷恩則在參與諾曼地的空降行動後下落不明，美國陸軍得知此事後出於人道考量，特令在法國前線作戰的美國陸軍遊騎兵組織一支八人小隊深入敵後，只為在人海茫茫、槍林彈雨中找出生死未卜的二等兵雷恩，並將其平安送回後方。

《越戰獵鹿人》（*The Deer Hunter*）是一部1978年的美國史詩戰爭電影。講述了越戰對於賓夕法尼亞州的一個小鎮上的人帶來的影響。該片帶有明顯的反戰主題，片中對於越南叢林戰爭的恐怖感有著深刻的描寫。同時也有評論認為，該片著重描寫戰俘被強迫玩俄羅斯轉盤死亡遊戲的場面，導致以後出現了連串以這種殘酷方式的自殺。

《第一滴血》（*First Blood*）是一部1982年美國心理驚悚動作片。對於沒有親人、沒有家庭的藍波來說，戰友的去世讓他十分寂寞和消沉。當他漫無目的地在公路上徘徊時，當地的警察把藍波帶回了警局。回到警局後，警察們開始對他進行侮辱式的查問。藍波所受的屈辱讓他回憶起在越南戰場被北越軍殘酷拷打的場面，他因此失控並打倒了數名警察，之後搶走摩托車逃入了

市郊的樹林中。藍波在作品中，對於愛國從軍的同胞發出了世態炎涼的感慨。「打仗的時候，我可以開攻擊直升機，我可以開坦克車，百萬美元的武器我都用過，回鄉的我，居然連一個代客泊車的工作都找不到……。」

《與巴席爾跳華爾滋》（*Waltz with Bashir*）是2008年一部由以色列製作的動畫戰爭紀錄片。該片製作耗時四年，由以色列、德國、法國多家製片公司共同完成。該片講述的是一名因PTSD失憶的以色列國防軍老兵阿里・福爾曼（導演本人）試圖回憶起他在1982年第五次中東戰爭（黎巴嫩戰爭）中經歷的故事，並以普通以軍士兵的視角反思了臭名昭著的薩布拉—夏蒂拉大屠殺。

《美國大兵日記》（*Where Soliders Come From*）是一部於2013年上映的美國戰爭紀錄片，從軍是男孩蛻變成男人的過程，而戰爭則足以消磨人心。歷時四年，導演回到家鄉，記錄了一群童年好友，因為抵擋不住高額獎金和學費補助的誘惑，選擇從軍。導演從密西根州北部的雪白小鎮跟拍到阿富汗山中的營地，拍攝這群美國大兵如何從無憂無慮的魯莽少年蛻變成阿富汗炸彈偵測的專家。然而，人生的挑戰在他們退役後才真正開始，創傷性腦部傷害（TBI）或是創傷後壓力症候群（PTSD）好發於參與伊拉克或阿富汗戰役的美國退伍軍人。這群美國大兵帶著身體與心理的創傷返鄉之後，他們又該如何面對家人及社會輿論壓力呢？

《比利・林恩的中場戰事》（*Bily Lynn's Long Halftime Walk*）是一部2016年上映的美國戰爭劇情片，由李安執導，德克薩斯州士兵比利・林恩在伊拉克戰爭中戰鬥時，為了將負傷的長官施洛姆拖至安全地帶，鋌而走險衝鋒陷陣擊敗一名敵人的鏡頭剛好被攝影機捕捉到。這個勇敢的舉動讓他和他的B班戰友們被媒體封

神，開始為期一週的全國巡遊慶祝之旅。旅行的終點，是到達拉斯隊的主場觀看感恩節賽。比賽進行時，比利回想起伊拉克的歲月，當B班離場時，受到之前的舞台工作人員的襲擊，立刻激發比利的創傷後壓力症候群。

張醫師：

　　除役出院後，我本以為就能回到未當兵前平靜的生活，但卻事與願違，女朋友分手了，朋友間的聯絡也變少，這些事似乎都因無法在軍中繼續服役而造成的後遺症。離開軍中，慢慢去接受這個事實，重新建立另一個生活，但似乎沒有預期的美好。上周到醫院複檢時，又勾起服役期間的往事，本已平靜的心情，又起了漣漪。最近又失眠了，躺在床上，腦海中揮之不去的軍中的畫面，一幕一幕的出現，我不知道該怎麼辦？難道我註定因服役而賠上所有？甚至是自己？

一位除役軍官的感想

第七課　杞人憂天
——廣泛性焦慮症

案例一

　　阿國自從入伍以來，每天都覺得渾身不對勁——心跳加速，就擔心自己得心臟病；大便大不出來，就擔心自己得大腸癌……。到醫院掛了好幾科，抽了血、驗了尿，也找不出什麼原因，最後被轉到精神科來。

案例二

　　阿彬上艦艇報到後，緊張到一星期都沒解大便。輔導長送他到蘇澳榮民醫院灌腸，幾次後醫官不堪其擾，將病患帶到三總北投分院神科。

何謂廣泛性焦慮症

　　廣泛性焦慮症（Generalize Anxiety Disorder）的特點是持續長久存在的焦慮症狀，患者通常找不到理由，不知道自己為什麼焦慮，很容易為了小事而擔憂，整天處於高度緊張中，無法放鬆。很多事情在旁人眼光中，根本是稀鬆平常，沒什麼好怕，然而患

者就是會怕，怕到沒道理，怕到自己不舒服，甚至跑遍醫院各科，做了各種檢查都找不到病因，最後才轉到精神科。

廣泛性焦慮症的四大症狀

1. 過度焦慮，導致表現變差，影響生活。
2. 肌肉緊繃，導致頭痛、四肢痠痛，坐立難安。
3. 交感神經過度興奮，導致心跳加快，呼吸急促，冒汗，噁心，嘔吐，腹瀉。
4. 認知功能障礙，導致暴躁易怒，無法放鬆，注意力下降，記憶力減退。

廣泛性焦慮症的三大特徵

1. 焦慮時間太長，幾乎每天焦慮，長過半年以上。
2. 焦慮程度，如野火燎原，難以控制。
3. 焦慮已影響生活、工作、人際關係。

焦慮的病因

生理機制：焦慮是由於體內神經元以神經傳導物質GABA（Gamma-Amino-Butyric Acid）過低，以至於無法有效抑制其他細胞對焦慮的反應。神經質的遺傳與焦慮性疾患之間是有關聯的，當然與其人格特質或特有經驗亦是有關聯的。

　　心理成因：達爾文[31]認為害怕的能力具有演化性，因為它通常是對真實脅迫的適應性反應，僵化的行為或逃跑的反應對一個人生存是絕對有幫助的。佛洛伊德將焦慮區分為三種型態：（1）真實的焦慮：對立即與實際威脅的反應，稱之為恐懼。（2）神經質的焦慮：因害怕本能失去控制，導致自己會做出遭懲處的不當行為而產生的。（3）道德的焦慮：對自己良心的一種反應（社會上應該的與必需的內化）。

　　古典制約（classical conditioning）：動物或人類經由古典制約而習得恐懼，同樣地，他們也學習逃避原情境的行為以降低恐懼。

　　操作制約（operant conditioning）：環境的改變能夠讓個體得到某種報償（正增強）或是消除某種嫌惡刺激（負增強），則該行為再次出現的機率就會增加。例如：強迫症案主，透過不斷地洗手來避免被媽媽責罵不愛乾淨。

　　社會學習取向：班杜拉[32]認為恐懼是經由模仿的過程而習得的。重複的模仿維持了其恐懼。例如：在發生空難之後，使得許多人害怕搭飛機。

　　認知取向：認為焦慮是一種伴隨個人認知、覺察的情緒，而

---

[31] 查爾斯・羅伯特・達爾文（Charles Robert Darwin, 1809-1882），英國博物學家、生物學家，達爾文早期因為地質學研究而著名，而後又提出科學證據，證明所有生物物種是由少數共同祖先，經過長時間的自然選擇過程後演化而成。

[32] 亞伯特・班度拉（Albert Bandura, 1925-），加拿大心理學家，以其社會學習論著稱。社會學習論（social learning）認為人類的學習是個人與其特殊的社會環境持續交互作用的歷程。人類的行為大都經由學習而來，個體自出生就無時無刻、不知不覺中學習他人的行為，隨著年齡的增長，在行動、思想、感覺以及對事物的看法，終於變成一個為家庭及社會所接受的社會人。而這一連串的學習活動，所涉及的刺激反應，都是社會性的，所以被稱為社會學習，而這種學習又是個體習得社會行為的主要途徑。

當事人不知道要如何去了解發生了什麼，所有疾患的核心乃是個體誇大了易受傷的感覺。

廣泛性焦慮症的治療

　　不可抵抗的害怕經驗會永久改變一個人腦中的化學作用。大腦所給予的訊息讓我們的身體危機反應變得更加敏感，因此對類似經驗的情境更容易感到焦慮及恐懼，藥物治療可以減輕恐懼與焦慮的煩惱，抗焦慮劑，藉降低抑制神經元活起之閾值，幫助神經元正常運作。心理治療的方向在於消除引發焦慮的歷程，必須協助患者找出誘發焦慮的事物，諸如忙碌的工作環境、惡劣的睡眠環境等，並試著解決這類焦慮誘發的事物。透過同理心的運用、接納患者的痛苦，幫助患者放輕鬆，讓患者感到安心，並透過認知行為療法的各種技術，如放鬆訓練、生理回饋等。

面對廣泛性焦慮症的生活態度

　　別讓過多的壓力累積造成焦慮：基本紓壓法都可以緩解焦慮，包括泡澡、運動、按摩等，但因焦慮情緒過去都被忽略了，大家只關注到憂鬱，但要小心的是，雖然焦躁在短期內似乎不會致死，但它和憂鬱常會伴隨出現，而且還是會讓身體器官有失能情況。

　　學著簡化人生目標：不要對所有事情都抱著太高的期待，可把目標簡化，如每天走路十分鐘，好過強迫自己每天運動一小時。每天對一位親友或同事說「謝謝」，好過期待有人能分擔你

的工作或幫助你，把進修課程當成職涯輔導，好過視為加薪的條件。

可以改善心情的五種飲食[33]

1. **瘦肉**：去皮雞肉等瘦肉富含酪胺酸、色胺酸、維生素B12等營養素，具有穩定情緒效果，但食用過量的話，反而容易攝入過多飽和脂肪。

2. **帶殼海鮮**：牡蠣、蛤蜊、蚵仔等帶殼海鮮含有豐富的鋅，具有提振精神作用，也可以保持血糖恆定，但海產食用過量，會有增加膽固醇的隱憂。

3. **黑巧克力**：含量80%以上黑巧克力，抗氧化作用高，是提供血清素的前驅物，所以吃顆黑巧克力可以刺激大腦神經，產生愉悅的感覺，心情好，做事效率高，壓力變小。但巧克力還是屬於油脂，熱量高，不宜吃過量。

4. **花草茶**：洋甘菊或茉莉花茶等花草茶，具有理氣作用，讓能量運行比較通順，因此可以穩定情緒。

5. **咖啡**：咖啡的抗氧化力強，喝適量的咖啡，可以刺激腎上腺素上升，對抗壓力，並讓血管平滑肌放鬆，心情舒緩。只要每天喝咖啡不超過二杯（一杯150c.c.）的量，的確可以放鬆心情。

---

[33] 引自《常春》月刊 403 期（2016 年 9 月）。

吃了壓力變大的三類地雷食物

有些食物不能讓人吃出快樂，反而會導致壓力變大，包括高糖分、高鹽分、高油脂食物，以及酒與菸，最好少吃、少碰。

1. **高糖分食物**：精緻點心、糖果、蛋糕、餅乾等食物，雖可以在短時間內刺激血清素分泌而發揮鎮靜作用，但因含糖食物容易被腸胃吸收，易導致血糖不穩，同時也會消耗大量維生素B群而影響抗壓力，反而使精神更加不濟，影響情緒穩定。

2. **高油脂食物**：尤其是動物性脂肪，食物脂肪比例高，易阻塞血管，使血液混濁、換氧能力下降。一般在膽固醇指數升高時，人體的壓力會無法下降，日積月累下，更增加罹患心血管疾病的可能。

3. **酒與菸**：酒精與香菸中的尼古丁會耗損體內的維生素B群，讓身體產生更多自由基，屬於加壓食物，對神經系統和睡眠品質都有不良的影響。

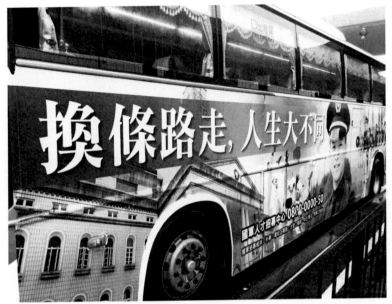

雲的方向，由風決定；人的方向，由心決定！

第八課 我洗我洗我洗洗洗
——強迫症

案例一

陸軍二兵阿森,在部隊常常洗手洗很久,出寢室後,又常覺得門沒關好,反覆去檢查,工作很沒效率……

案例二

上尉研究生,在寫碩士論文時,對於書寫格式總是覺得不對勁,總是糾結在論文前三章。每天改來改去,寫完又刪除,連指導教授老師都覺得不要浪費太多時間在這裡……

薛西弗斯與巨石

薛西弗斯是希臘神話中一位被懲罰的人。他受罰的方式是:必須將一塊巨石推上山頂,而每次到達山頂後巨石又滾回山下。如此,日復一日,年復一年,永無休止。在西方語境中,形容詞「薛西弗斯式的」(sisyphean)形容「永無盡頭而又徒勞無功的任務」。

強迫症

　　強迫症（Obsessive Compulsive Disorder，簡稱OCD）是一種焦慮性的精神官能症，特徵是出現造成明顯焦慮或痛苦的強迫性意念或或反覆抵消焦慮的強迫行為。強迫性意念指腦中出現反覆而持續性的思想、衝動或影像，某些時候可以經驗到它們為闖入的、不合宜的，並且可以造成明顯的焦慮或痛苦。此思想、衝動或影像，不僅是針對現實生活的過度憂慮而已，此人理解這些強迫性的思想、衝動或影像，是自己心中所產生，並企圖忽視或壓抑這些思想或行為，但徒勞無功，倍加痛苦。

　　強迫性行為指出現重複的行為，如洗手、排序、檢查、祈禱、計數、默唸字句等。此人感受這些反應是一種強迫性的意念或依據某些嚴格遵守的規則而必須執行。然而，這些行為或心智活動與所欲抵消或避免的事物之間，不是沒有現實途徑的關聯性，就是程度上明顯太過分。

　　從某種角度來看，強迫症病患的「強迫性」行為正是他們最大的特點，他們會堅持他們的理想，依循他們為自己設下的原則，比其他人更多了點「自我」的意識。但是，強迫症所帶給他們的焦躁感很難忽略，強迫症患者可以察覺到自己的不一般的行為還有別人對他們的看法。

強迫症的病因

　　強迫症的可能病因包括遺傳因素、大腦額葉及基底核功能障

礙、大腦某些神經傳導物質分泌失調等。強迫症的盛行率以青少年期或成年初期發病，通常發病前有環境誘發因素，例如考試壓力或挫折、懷孕、親人死亡，及其他生活壓力事件。

強迫症的治療

強迫症的治療應先以藥物治療控制強迫症症狀，並輔以「再確認」、「再歸因」、「轉移注意力」、「再評價」等四步驟自助原則[34]，給予心理支持。所謂「四步驟自助原則」：首先，即在出現強迫想法或行為時，確認這是強迫症；其次，告訴自己，這是因為腦中神經傳導物質不平衡所造成的疾病；再來，告訴自己老毛病又犯了，我必須做其他行為來轉移注意力；最後，評估此次面對強迫症的反應。

只要對自己有信心，並配合精神科醫師的建議與處方治療，尋求家屬、部隊的支持，循序漸進，強迫症醫定會好。

強迫症名人

足球金童大衛‧勞勃‧約瑟夫‧貝克漢[35]（David Robert Joseph Beckham, 1975-）的老婆維多莉亞曾經在接受訪問時透露：「我們家的冰桶內，每種飲料的數量都是雙數。例如，健怡可樂如果多出了一罐，大衛一定會把那一罐拿出來，擺在櫥櫃裡。」

---

[34] 張君威（2001），〈我洗我洗我洗洗洗──強迫症〉，《台灣日報》2001年10月2日，第24版醫療保健。
[35] 〈貝克漢雙數強迫症可樂須對稱，快煮麵要20包，兒子玩具不放過〉，《蘋果日報》2003年7月20日。

　　另外，貝克漢每次到超級市場買他最愛吃的「超級麵條」快煮麵時，一定都買二十包，不多也不少。他家裡的裝潢以極簡的白色系為主，家具陳列同樣講求「幾何對稱」。他出門時，一定要衣服、鞋子和襪子搭配得完美無缺，同時鞋子更是要乾淨得發亮！

強迫症電影

　　《愛你在心口難開》（*As Good As It Gets*, 1997），主要在描述深受強迫症所苦的宅男作家在遇到了鄰居的小狗、受傷的鄰居以及真愛之後，如何逐漸褪下以往表面上對人不友善、嘲諷的防衛，進而坦開心胸，即使仍有些強迫症狀干擾下，鼓起勇氣追求真愛的過程。

　　《火柴人》（*Matchstick Men*, 2003）由尼可拉斯‧凱吉主演一個行騙專家，他患有強迫症及廣場恐懼症，除了行騙外，他過著深居簡出、沒有任何朋友的生活。由於感到疾病深深威脅到自己的「專業領域」，於是他開始尋求心理分析師的幫助，以期能夠盡快恢復自己的騙徒生涯。

　　《神鬼玩家》（*The Aviator*）是一部2004年的美國傳記電影，李奧納多‧狄卡皮歐主演，講述美國一代富豪霍華‧休斯早年生平的故事。強迫症雖然對主角有很嚴重的負面影響，但同時也可以發現強迫症是如何造就了他的成就。他的強迫症讓他把自己的想法做到最完美、最不可挑剔的地步，不管是砸下重金還是不厭其煩地重新來過，他都願意承擔。像是他為了拍一場有多架飛機在天空翱翔的完美畫面拍了好久才滿意，不但等足二十六台

攝影機都到齊還要等到天空有適量的雲朵他才肯罷休，他要求完美的程度不外乎就是受強迫症所影響。

我洗我洗我洗洗洗 強迫症

社會精神學

國軍北投醫院精神科醫師●張君威

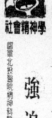

小明國中畢業考取專科後，第一次離家成為寄宿學生，自述有一次上廁所時感到很噁心，慢慢的發現每次洗完手時間越來越久，必定要用雙手接水，將水龍頭開著，清水漱洗約一百次，才關水，整個洗手過程想要花上十多分鐘。

只要廁所客滿時，在等待過程中，那種廁所客滿時的排泄物畫面，常常不由自主的進入腦海中，使小明不斷緊張發冷汗，痛苦萬分。近日因症狀加劇，無法讀書，冒出自殺念頭，產生輕生念頭，吞服安眠藥自殺而送醫，醫師說小明得到強迫症。

強迫症是一種焦慮的精神官能症，特徵是出現強迫性的強迫念頭或反覆出現抵消性意念的強迫性意念，在腦海中出現反覆而持續性的思想、衝動或影像，某些時候可以經驗到它們為闖入的，不合宜的，並且可以造成明顯的焦慮或痛苦。

此思想、衝動或影像不僅僅是針對現實生活的過度焦慮或擔憂，而此人企圖忽視或壓抑這些思想、衝動或影像，或將他以其他思想或行為來將其抵消，而此人會承認這些強迫性的思想、衝動或影像是自己心中所產生的。

強迫行為，指出現重複的行為，如洗手、排序、檢查等，或是重複默念某些字句、祈禱、計數等，此人覺得被迫要去遵守的規則而必須嚴格執行，而這些意念或依據某些規則活動，或避免某些可怕的事件或情境，但不欲減少痛苦，或就是有現實活動與所欲抵消或避免的事物之間，並沒有現實合理的關聯性，或程度上明顯的蔓行太過分。

出現強迫行為或強迫意念，予心理衛生「四步驟自助原則」一則，首先確認自己老毛病中神經傳導物質犯了，其次告訴自己，再來物質犯了，我必須評估自己此次因強迫症造成的反應，最後做其他行為轉移注意力以新的行為所造成的行為或心智活動與強迫症狀，神經傳導物質的疾病。

現強迫症會合併其他的強迫症，據統計約有三分之一的強迫症病人一生中會合併憂鬱症，甚至件隨酒癮、物質濫用、社會恐懼症、厭食症等。

不良的預後因子包括因強迫行為，發病前有不錯的人際，後因工作的誘發，因怪異實在不容易被家人辨識出，強迫症的整體治療及人格疾患先以藥物治療，控制強迫行為及強迫症狀再評價每一步驟，轉移注意力予以配合。

在二十五歲以前發病者佔三分之二，少於百分之十五歲以後才發病，強迫症病因醫學上目前仍在研究，神經學者顯示腦部血清大量減少，部分病人一等被影上顯示強迫症病人35%出血，約可發現尾核大量出血，核磁共振影像研究顯示，在遊傳上有強迫症胺素與腦部的失調及家族精神病學的專，神經醫學。

發病年齡約20歲，男女生發生的比率差不多，平均男性略早，一定要有家屬支持，循序漸進，並配合神科醫師的建議與處方，尋求精神科醫師的治療，強迫症一定會好。

本文原載於《台灣日報》2001年10月2日，第24版醫療保健

第九課　老大靠邊閃——恐慌症

案例一

　　海軍輪機二兵阿明，值更交接後，走向住艙時，突然間莫名其妙地焦慮起來。過幾分鐘後，他渾身發抖、滿頭大汗、心臟怦怦地跳、噁心、盜汗，幾乎快窒息了。

案例二

　　中尉軍官小楊，每天通勤上班。有一天開車經過隧道時，突然全身顫抖、心跳加速，只好把車停下來。沒想到，他發作的頻率愈來愈高，上班常遲到⋯⋯

恐慌症

　　恐慌症是屬於焦慮疾患的一種，在其他人並不會感到害怕和不適的場合，患者會反覆經歷到突如其來的強烈恐懼，甚至瀕臨死亡的感覺。恐慌發作（panic attack）是恐慌症（Panic Disorder）最重要的症狀。主要特徵就是心慌、極度地焦慮，發作的速度非常快，快到讓人還摸不著頭緒以前，就突然天

旋地轉、汗流浹背，幾近崩潰，然後在徹底蹂躪後，悄然消失[36]。

恐慌症是自主神經系統的失常混亂。自主神經系統是掌管心跳、呼吸、腸胃、各個血管、汗腺的神經系統。自主神經系統混亂的時候，是真的會感到身體真正有毛病。恐慌症的患者，多半都覺得自己的病是身體的問題，不相信這不是身體器官出問題，而且對於別人暗示他們是想像的病痛、裝出來的症狀等等說法很敏感。

恐慌發作的主要原因

恐慌發作的主要原因有三種：

1. 情境關聯性恐慌發作：如每次上台演講時，突然極度焦慮。

2. 情境促發性恐慌發作：患者接觸到某情境，未必會發生恐慌發作，但很明顯地，發作機率上升。

3. 無預期性的恐慌發作：恐慌發作完全無法預期，也不知什麼時候會出現，患者的心理壓力最大。

懼曠症

懼曠症（Agoraphobia）指個案焦慮自己處於某些的地方或情境時，若發生未預期或與情境相關聯的佂慌發作，會逃脫困難或

---

[36] 陳俊欽、簡錦標（2002），《焦慮也是病嗎？走出恐慌，不再焦慮》，（台北：健康世界出版，2002）。

得不到救助。恐慌發作可伴隨懼曠症，也可不伴隨懼曠症而單獨
發作。

恐慌症與心理分析

　　恐慌症可以做心理分析嗎？恐慌症跟心理狀況有關係嗎？自
主神經系統是幫助人的情緒管控身體器官的神經系統，生氣的時
候血液上衝，緊張的時候心跳快。動物獵補食物、逃離危險，都
是靠自主神經系統。情緒會影響自主神經系統，自主神經系統再
來影響心臟、肺臟、腸胃等等臟器。探討心理壓力、解除內在壓
力的心理分析，對於恐慌症、憂鬱症等各種疾病仍然是重要的一
部分，也是有效的，只是因為效果比較慢，現在多先以藥物治
療，再來慢慢處理內心壓力。

恐慌症的治療

恐慌症主要的治療方式：

1. **藥物治療**：主要為抗焦慮劑與抗憂鬱劑二種。必須遵從醫
   師的指示服藥，切勿自行調整藥物劑量或者停藥。隨著醫
   療科技的發達，新一代藥物的副作用已經逐漸減少，但仍
   有某些人在服藥後會出現一些副作用，要提醒的是，絕大
   部分的副作用是暫時性的，不要因為藥物短暫副作用造成
   的不適而自行停藥或減藥，因為如此一來可能達不到治療
   的效果，若是副作用讓您相當難過，可與醫師討論，做適
   當的調整。

2. **心理治療：**心理治療須花較長的時間才能起作用。但從心理治療中所學到的技巧，則可以長期應用，因而在治療結束後，症狀舒緩的時間也比較長。有些人覺得不用藥物對事物更有掌控感，所以比較合宜的辦法是藥物和心理治療同時進行，在心理治療起作用時，感覺稍好以後，再與醫師討論慢慢減少藥物。

腹式呼吸訓練

緩慢呼氣可以排出較高濃度的二氧化碳。一般成年人在安靜時，通常每四秒鐘呼吸一次，如果緩慢呼吸配合腹壓，做到六秒鐘一次呼吸，就可提高呼氣中二氧化碳濃度到60％以上。適當人體呼吸次數應該是每分鐘四至六次，同時採取腹式呼吸，先呼氣再吸氣，呼氣應比吸氣長、比吸氣慢，才更有利於二氧化碳排出。

一般人平常的呼吸都太急、太淺，氧氣只來得及運到肺部的極小部分。每次呼吸，大約只吸入約一個玻璃杯的氣體量，其實，應該能吸入至少三倍的量才對。肺部約有七十億個氣囊，且絕大部分氣囊集中在深層部分的肺葉，如果一般呼吸，並不能把肺裡的廢氣和殘餘物完全排出，而且可能讓肺葉失去彈性。

研究顯示：呼吸急促的人不易定下心，也比較容易產生壓力，破壞身體的自律神經；而呼吸平緩的人，情緒較為安定，自律神經得以獲得平衡，對健康有益。這跟古印度人的想法不約而同，他們認為人一生能呼吸多少次，是早就決定好的事。也就是說，呼吸急促和呼吸緩慢的人相比，呼吸急促的人在較短時間內就把一生中該呼吸的次數用完了，相對地壽命就比較短。

電影《老大靠邊閃》（Analysis This）

　　《老大靠邊閃》是一部1999年黑幫喜劇電影，主演是勞勃‧狄尼洛，飾演一名黑手黨，而比利‧克里斯托飾演他的精神科醫師。黑道的老大忽然覺得自己得了心臟病，什麼事情都不敢做。到醫院做各種檢查都查不出身體毛病，心臟沒有問題，但老大還是覺得心臟不舒服。最後，有醫師告訴他，可能是得了恐慌症。

　　英文的恐慌（panic）有懦弱、膽小的意思。老大覺得醫師在嘲笑他，使個眼色，老大的手下便把醫師打了一頓。不斷地檢查治療都沒好，老大愈來愈退縮，不敢做決定領導這個黑幫，實在沒有辦法，只好找心理分析。所有心理分析的原則都一樣，回歸到創傷的原點、釋放創傷時候的情緒、整合創傷之後的人生。這部片子基本上也表現出了心理分析的基本原則。

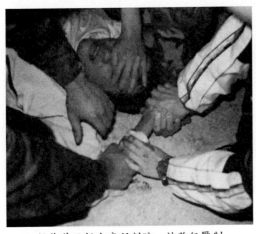

候診弟兄躲在廁所割腕，被強行壓制
（2004金門花崗石醫院）

第十課　杯弓蛇影——畏懼症

案例一

　　阿鴻自幼個性內向害羞，擔心上台，常獨處。在新訓中心入伍時，便感到人多難適應，常畏縮不發一語。

案例二

　　阿寬從小就害羞，也不知怎麼就參加國軍人才招募。受訓後任官，本想當補給官，領個死薪水，卻被分發去當排長。部隊集合，站在隊伍前，講不出話，被弟兄笑……

何謂畏懼症

　　不管對什麼東西，只要怕得過頭，反應明顯超過一般人，就有問題了[37]。畏懼症是指強烈、持續畏懼某事物或情境，只要接近（或是想像）該事物，就會迅速焦慮，甚至出現恐慌發作的症

---

[37] 《晉書・樂廣傳》的記述：樂廣是晉朝名士，位居要職，常宴親朋，但一名朋友久別不來，對方說：「早前承蒙賜酒，正欲飲下，看見杯中有蛇，感到很噁心，飲了後就病了。」事後所謂蛇影，原本是「角弓」的影子，對方才釋懷。此後，弓蛇成為文人雅士形容沒有事實根據的恐懼。《浮生六記・閨房記樂》中指：「一燈如豆，羅帳低垂，弓影杯蛇，驚神未定。」

狀（若無畏懼對象，稱為恐慌症）。患者知道自己的畏懼是不合理的，但就是控制不了自己。

　　除了有畏懼的對象，且畏懼的反應明顯荒謬到一般人可以理解的程度。有些患者會刻意避免而調整生活活動或職業，到達某種平衡，讓人看不出有任何問題。但大多數患者的職業、生活、社會功能，可能大受影響，造成患者的痛苦。

社交畏懼症

　　社交畏懼症（Social Phobia）是一種對任何社交或公開場所，感到強烈恐懼的精神疾病。患者在面對或進行其恐懼的社交活動時，除感到焦慮外，多數會伴隨臉紅、發抖、冒汗、心悸、頭痛、暈眩、胸悶或呼吸急促等症狀。

幽閉恐懼症

　　幽閉恐懼症（Claustrophobia），指對封閉空間的一種焦慮症。患者在處於封閉狀況下，如艦艇、機艙或車廂內，可能發生恐慌症狀，或害怕發生恐慌症狀。罹患幽閉恐懼症者，不適合分發潛艦部隊。

醜陋恐懼症

　　許多女性擔心自己外表不夠亮麗，導致魅力不足，有的以平常心面對這種焦慮，有的卻因此養成心病，患上醜陋恐懼症〔又

稱身體畸形疾患（Body Dysmophic Disorder，簡稱BDD）〕。這種病症在青春期少女中尤為常見，而且過於追求完美的父母極有可能是女兒患病的誘因。醜陋恐懼症患者以扭曲的心態看自己的長相，病態的自尊使她們對身體某些部分感到自卑。隨著病情加重，大多數患醜陋恐懼症的人會變得愈來愈孤僻。

醜陋恐懼症患者固執地認為自己的問題就在於外表不夠吸引人，因此傾向去做美容和整形手術，而且因為心理壓力過大，往往反覆做手術以求得心理平衡。有些明星即因為不滿意自己的臉及皮膚膚色，曾接受多次整型手術，諸如拉皮、隆鼻、下巴、顏面骨整形以及皮膚漂白手術等[38]。

無手機畏懼症

「Nomophobia[39]」的組成是no + mo（bile）+ phobia，擔心沒帶手機或弄丟手機所產生的症狀，意指人在失去手機通信情況下，表現出的焦慮情緒。如果有一天出門太急忘了帶手機，很多人都會覺得要是走得不遠的話一定會回去拿的。曾幾何時，手機成了我們生活的必需品，而且是時刻要在視野範圍內的一個必需品。每天不知道有多少人因為手機沒電或者餘額不足而焦躁不安。

---

[38] 李添浚、張君威（2010），〈身體畸形疾患〉，《台灣醫界》雜誌第 53 卷第 7 期，頁 20-22。
[39] 2012 年牛津大學出版社年度最夯的風雲單字。

畏懼症的治療

社交畏懼症的治療方法，最快的是藥物治療：選擇性血清素再回收抑制劑（Selective Serotonin Reuptake Inhibitors，簡稱SSRIs），服用兩三星期後，可減少社交環境底下的過度焦慮反應，以及改善長期社交隔離下的缺乏自信與憂鬱心情。

有些人的社交恐懼只在特定環境出現，如上台報告，這時在簡報前半小時吞下一顆乙型腎上腺素拮抗劑（如Inderal），即可降低焦慮度。藥物使用期間可搭配放鬆訓練與心理治療，如腹式呼吸、瑜伽、靜坐、冥想等，可以降低整體的焦慮程度。當病患的恐懼降低後，藥量可漸漸減少，症狀不易復發。

畏懼症電影

電影《王者之聲》（The King's Speech）中的「口吃國王」是由英國女王伊莉莎白二世的父親「喬治六世」克服口吃，發表戰爭演說、鼓舞英國人民的史實改編故事。《王者之聲》描述口吃相當嚴重的喬治六世在公眾發表演說時相當吃力，他的老婆伊莉莎白為了幫助喬治六世遍尋了名醫，卻還是無法治療喬治六世的口吃問題。

最後找到一位名不見經傳卻很有經驗的治療師Lionel用了一些非正統又奇特的治療方式，像是一定要互稱熟習的名字，而不是正式的醫師、公爵稱謂。還要戴耳機聽音樂朗讀、不斷開喬治六世Bretie關於硬幣的玩笑，惹喬治六世等一些令人意想不到的方

法。最後，經過一連串的練習及陪伴，喬治六世終於能在眾人面前發表演說，也在Lionel的陪伴下完成一次鼓舞人心的戰爭演說。

戴晨志[40]的演講訓練獨白

我一個人，靜靜地，為了校內外的演講比賽，一次又一次地專心準備，用心練習。我在藝專的操場、台大、政大的運動場，或是台北新公園的音樂台，獨自地站在台上，反覆地練習演講內容與台風。

有一次，在清晨的新公園裡，我顫抖地獨自走上音樂台上，開始訓練我即將擔任青年節大會主席的台詞。慢慢地，有正在運動的老先生、老太太走過來，站在台下一邊做體操，一邊甩手，一邊聽我演講，而且人愈來愈多，我滿臉通紅，心情緊張地，把台詞全都講完。

講完之後，沒想到，台下的群眾給我熱烈的鼓掌；因為想到一個神經病，站在台上講那麼多話，也要給他拍手、鼓掌一下啊！哈！

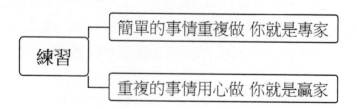

練習 — 簡單的事情重複做 你就是專家
重複的事情用心做 你就是贏家

---

[40] 戴晨志（1959-），世新大學口語傳播系創系主任，台灣知名作家，以心靈、勵志等書籍著作出名。1994年，推出首本著作《你是說話高手嗎？》，至今已有四十六本書問市，總銷售量已逾四百萬冊。

第十一課　長期鬱鬱寡歡 ──低落性情感疾患

案例一

弟兄自述在讀書時期，就因為心情不好而休學。下部隊後，這個症狀又來了。

案例二

在軍中，我的心情怎麼樣都快活不起來，整天無精打采，也睡得不好。自殺是偶爾的念頭，應該不會真的做出來，只是不知道活著有什麼意思！部隊長官送我到醫院評估，如果符合標準，叫我趕快走⋯⋯

低落性情感疾患

低落性情感疾患是一種慢性憂鬱症，患者經常情緒低落。然而，低落性情感疾患的症狀並不像其他抑鬱症那麼嚴重。低落性情感疾患可以單獨發生，或與更嚴重的抑鬱症或其他情緒或精神疾病一起發生。

低落性情感疾患的主要症狀是持續二年，幾乎每天都情緒低

落、感到灰暗或悲傷。症狀比抑鬱症輕，但患者常常：（1）感覺失落且對未來感到無望、（2）失眠或嗜睡、（3）疲勞或缺乏動力、（4）自尊心低落、（5）食慾不振或暴飲暴食、（6）專注力不足。

低落性情感疾患的治療

低落性情感疾患的治療如同其他憂鬱症，治療方法有藥物治療、血清胺素（SSRIs，如Fluoxetine／百憂解）、三環抗鬱藥物（Tricyclic Antidepressants）與心理治療，如認知行為療法和人際關係療法。證據顯示，藥物治療和心理治療同時進行有助於改善病情。如果沒有治療，低落性情感疾患可以變成憂鬱症，即所謂的「雙重抑鬱」（Double Depression）。

讓那裡出現光

1946年美國軍教片《讓那裡出現光》（*Let There Be Light*）[41]，記錄二次世界大戰時，七十五位受到心理創傷與憂鬱的美國士兵，集體被送到精神病醫院，接受一系列治療後康復，然後重拾勇氣，一起回到軍中服役的歷程。畫面有點像弟兄剛被送到三總北投分院時，內心的難過與煎熬，然後漸漸地開始打球，心情逐漸回復。在美國這些人最後集體回到軍中繼續服役；在台灣是陸續停除役生效，回歸社會。

---

[41] *Let There Be Light*，播放網址：http://www.youtube.com/watch?v=kDNoaSMKx0g

　　這部電影是我在加拿大英屬哥倫比亞大學進修社區精神醫療時看的。當時每個月有幾天晚上，在溫哥華市區電影院，會有影城包場，類似台灣的光點台北電影院或光點華山電影館，提供系列心理衛生電影。不僅提供給精神科專業同仁觀賞，也提供給心理衛生相關科系學生，社會大眾有興趣亦可買票參與。他們這樣的活動，列入教育訓練的參考。

　　回國後曾經在金門地區輔導長輔導知能研習播放，到目前為止堪稱是軍隊心理衛生電影的經典。當時很想在金門開設類似的收容中心，用同樣的模式解決金門弟兄後送台灣等飛機等床位的窘境。

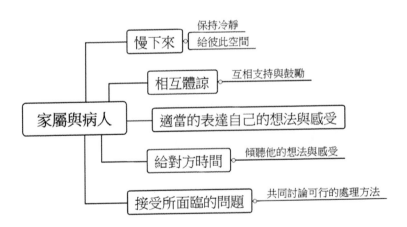

第十二課　日有所思，夜有所夢
——失眠症

案例一

我在部隊就是一直失眠，我討厭起床，我討厭軍中的環境……

案例二

醫師，我雖然住院了，還是睡不著，但我媽媽叫我不要吃安眠藥……

案例三

艦艇女士官抱怨：每次0-4值更後，我的生理時鐘就亂了，我不想吃安眠藥。

案例四

阿嘉分發到海巡後，每天都在站哨，晚上下哨後，根本睡不著。跟上面反映，隊長說人力不足，沒有辦法，最後我用頭去撞牆，就被送到醫院來。

失眠

失眠是一種不容易自然地進入睡眠狀態的睡眠障礙。可能是很難睡著，或是很難維持較長時間的睡眠。失眠一般會伴隨著白天精神不佳、想睡覺、易怒，或是抑鬱等症狀。失眠可能會增加車禍的風險，也可能會讓人無法專注及學習。失眠可能是短期的，持續幾天到一週，也可能是長期的，持續一個月以上。失眠可能和其他的藥物或症狀無關，也有可能是受到其他藥物、症狀或疾病的影響。會導致失眠的症狀有心理壓力、慢性疼痛、心臟衰竭、甲狀腺功能亢進症、胃灼熱、不寧腿綜合徵、更年期，也有可能是因為咖啡因、尼古丁及酒精的影響，其他風險因子有夜班及睡眠呼吸暫停。

三種失眠型態

1. **入睡困難型（Difficulty Falling Asleep）**：上床後經過輾轉反側地奮鬥仍無法入眠，通常超過三十分鐘以上無法入睡。入睡困難型的患者躺在床上會翻來覆去難以入睡，而且前面都處於淺眠狀態。晚上11點躺在床上，平均都要花一個半至二小時才能睡著，而且前半段睡眠都處於淺眠狀態。

2. **無法熟睡型（Difficulty Staying Asleep）**：一夜睡睡醒醒，雖未入睡困難，但一直處於淺眠或睡眠中斷的狀態。無法熟睡型的患者，雖然躺在床上可以很順利入睡，但睡到一半很容易睡眠中斷，或者無法熟睡，感覺處於淺眠的狀態。凌晨3點到6點這段時間都睡得相對較不安穩。

3. **清晨早醒型（Early Morning Awakening）：**天還沒有亮就醒來，而且醒來之後就無法再入睡。清晨早醒型的患者晚上躺在床上可以順利入睡，睡著後的品質也還不錯，無奈就是很容易早醒，醒來後就沒有辦法睡覺了。就像《睡眠日記》裡的例子，大概凌晨4點醒來後就沒有辦法再睡著，連淺眠都沒有出現，大多數人都會說就躺在床上閉著眼睛，也沒有辦法睡著，就當作休息。

失眠的診斷

　　失眠診斷會根據睡眠習慣為基礎，也會進行身體檢查，以確認是否有其他潛藏造成失眠的病症，也可能會進行睡眠檢測來找出失失眠的原因。一般而言，會以睡眠衛教及生活習慣的調整作為第一線的治療方式。睡眠衛教包括充足的睡眠時間、白天時曬太陽、安靜及暗的臥室以及規律的運動，可以再配合認知行為療法。安眠藥可能會有幫助，不過有些受傷、失智症及成癮的症狀和安眠藥使用有關。若使用藥物治療，一般不建議使用超過四到五週。還不清楚替代療法在治療失眠的效果及安全性。

中華民國九十二年三月八日星期六　聯合報

戰鼓頻傳　睡眠更重要

張君威／國軍北投醫院精神科主治醫師

問世間睡為何事，直教人輾轉難眠？近日，國際間戰鼓頻傳，擦槍走火的焦慮，甚囂塵上；國內經濟衰退與政治的混亂，睡不著的人，與日俱增。因睡眠障礙，前往精神科求診的病人，也越來越多。這樣的情況，顯示國人逐漸重視睡眠問題。

另外，值得慶幸的是，大眾已將睡眠問題與精神健康連結。臨床精神健康的綜合評估，睡眠問題扮演最基本、最重要的角色，也是一切精神健康的守門員。

到底要睡多久才算足夠？人類睡眠時，大腦和身體進行修補與成長，整理重要的生理和精神能量。只要早晨起床時覺得體力恢復，神清氣爽，而且一日當中體力充足，工作無礙，不會有想打瞌睡或不自覺打盹的倦怠感，便算是睡眠充足；反之，則屬於睡眠不足。

根據台灣睡眠醫學會的統計資料顯示，國內約三成民眾有睡眠障礙，其中包括失眠、日間嗜睡及猝睡症等各式各樣的困擾，而失眠就佔兩成以上，為最主要的睡眠因擾。失眠的嚴重程度和持續期間都需要使用藥物者，至少達一成以上。

如何向醫師表達失眠的狀況？看醫師時，不要怕多說話。精神科醫師評估失眠症狀，通常會仔細詢問，並配合失眠的型態給予適當的藥物。臨床上通常將失眠的型態分為入睡不易型、睡眠中斷型、過早清醒型及日間過眠型等四種。

入睡不易型指躺在床上，經過輾轉反側的奮鬥仍無法成眠。睡眠中斷型指入睡不久睡眠就會消失得無影無蹤，清醒後無法再入睡。過早清醒型為天還未亮就醒來一直到黎明，常與憂鬱心情有關。日間過眠型則是日間清醒度不夠與嗜睡症關聯性大。

在醫學的觀點，睡眠障礙只是一個結果，往回探究原因才能釜底抽薪。身體疾病如慢性阻塞性肺病或中樞性睡眠呼吸停止症候群，需要胸腔科介入處理。酒精、咖啡、安非他命等成癮性物質誘發的睡眠，以行為治療為主。壓力、焦慮與憂鬱導致的睡眠問題，需藥物、心理及行為治療三管齊下。

本文原載於《聯合報》2003年3月8日

第十三課　歇斯底里──轉化症

案例一

某新兵入伍後，被長官訓斥，突然頭昏眼花。腳突然無法動了，送到綜合醫院各科檢查，經各科會診，無異常發現。部隊也不敢帶回，轉送國軍北投醫院精神科……

案例二

女兵介入有婦之夫家庭，電話與男友的太太談話叫囂後，情緒激動暈厥後，無法走路，用輪椅推入精神科急診……

轉化症

轉化症（Conversion　Disorder）是一種以身體症狀來取代情緒反應的精神疾患，其診斷如下：

1. 身體功能喪失或改變，令人聯想身體疾病。
2. 心理因素是症狀病因，因為在此症狀或功能缺失初發或惡化之前，有心理衝突或心理需求。
3. 病患無法意識其有意製造這些症狀（即此病係在潛意識下發生）。

4. 症狀無法以已知之身體疾患來解釋（即須排除器質性病因）。

轉化症常見症狀

轉化症常見症狀有三種：

1. 以**感官**為主要表現的：如肢體感覺麻木、突然失明、失聰。
2. 以**運動**為表現的：如無法行走、站立。
3. 以**癲癇發作**為表現的：肢體抽搐，類似癲癇發作的情況。

而這些症狀在詳細的臨床檢查後，皆無法找到身體方面有明顯的異常來解釋其表現，倘若又發現有明顯的心理事件有時間上的巧合，便要懷疑轉化症的可能性。同時這類患者在其人格特質上較易有被動攻擊性、依賴型、反社會型或歇斯底里的傾向，另外也常合併有憂鬱焦慮的症狀出現。

轉化症歷史

轉化症，在古老的西方醫學中是屬於被稱做歇斯底里（hysteria）這群疾患中的一種，主要表現是以感覺運動系統方面的異常為主，如突然癱瘓、失明、抽搐、不能說話等。這些異常卻又無法以任何已知的身體疾病去解釋，而臨床的檢查也大都正常，特別在發生前時常先有一些心理衝突事件出現，才出現上述身體症狀，此時便要懷疑是轉化症。

轉化症是一種生物醫學所無法解釋的官能問題。患者通常先

有人際衝突或其他壓力源，而後發生運動與感覺功能有關的假性神經學症狀，例如：麻痺、失聲、目盲、耳聾，或類似癲癇發作等問題。

轉化症會發生的原因學說種類很多，但總體而言，病患希望藉由此病，將無法克服的情感因素，轉化到身體上，避免讓精神狀況無法負擔。此病是由情緒焦慮不安引起，當壓力超過極限時，病患無法用言語表現或禁止用語言表現時，就會藉由身體來表達。

臨床現象發現：患者對醫學愈無知，表現出的問題愈不像真的神經學症狀；故本症應先排除人為假造的可能性，同時，也必須確實檢查排除可能的神經學病因，以免誤診。

早年曾有精神醫學專家以催眠方式治療，期望能宣洩患者的內在心理衝突。自佛洛伊德起，改採心理分析之自由聯想、夢的解析等技術。現今西醫則加強神經檢測，致力於找尋生理方面的病因。

心理學上的解釋，轉化症是一種無法抗壓而產生的逃避心理，藉由身體反應來逃避心理壓力。轉化症的身體症狀持續時間不一定，有時只出現幾個小時，更嚴重者，會持續數年不斷，最後成為真正的慢性病。病患要學會紓解心理壓力，首先，遇到事情的時候，要放鬆自己不安情緒，不要整個心都掛在煩惱的事情上；同時要把非理性的念頭轉為理性念頭，要換個角度去想；並且要有自省的能力，找出問題的癥結點，想出解決辦法，積極去面對；如果依舊心情煩悶，可藉由運動來紓解，例如瑜珈、太極拳等。

轉化症的心理因素

心理因素是診斷轉化症之必要條件，其意義有：

1. **主要收穫（primary gain）**：病患藉防止內在衝突為意識知悉，而免除心裡的衝突，及此衝突帶來的不安、憤怒與不平。

2. **附帶收穫（secondary gain）**：病患藉該症狀而免除責任並獲得額外支持與關心並可操縱他人行為。

轉化症的治療

1. 詳細地醫學檢查，以排除可能之器質性病因。

2. 適度的心理支持、心理治療或環境的調整改變，不要直接指出病患的病是心理因素所引起或是想像出來的，那只會引起病患的防衛，使治療關係無法建立。

3. 當症狀明顯具有人際溝通意義時，家屬、朋友均應納入治療系統中，詳加解釋，防止提供太多附加收穫，調整與病患之互動關係。

4. 藥物治療：治療早期，病患多少有些焦慮、憂鬱或失眠的障礙，予以適度之藥物常有幫助，但治療後期應逐漸停藥。

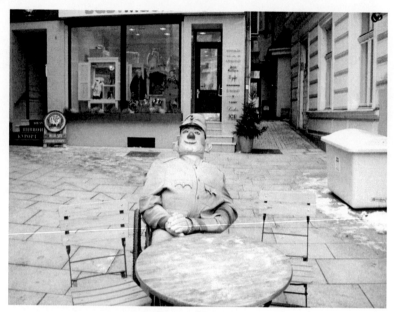

好兵帥克⁴²布偶，攝於捷克布拉格，2013年

---

⁴² 好兵帥克，是捷克作家雅洛斯拉夫‧哈謝克（Jaroslav Hasek）一部未完成的長篇小說，主人翁帥克（Švejk）是一個參加了第一次世界大戰的奧匈帝國捷克籍普通士兵，他出身市民，看似愚蠢而實際上極富機智並帶有痞氣。小說深刻地揭露了走向末路的奧匈帝國的種種弊病，並對當時社會和軍隊中所存在腐敗、醜惡的現象和天主教教士們的虛偽進行了深刻的諷刺。

第十四課　忘了我是誰──解離症

案例一

某新兵高職畢業，自幼在苗栗長大，在斗煥坪受訓，第一次放假，收假未見蹤影。兩天後在高雄麥當勞被憲兵隊發現，家長表示：這小孩以前從來沒去過高雄。

案例二

某士兵操課後，躲在長官辦公桌底下，喃喃自語，對著連長說：你是誰？來裡幹嘛？我要回家⋯⋯

案例三

長官一陣叫罵後，弟兄突然變了一個人，並開始和長官對嗆，說了一個不一樣的名字。家長趕過去說，小孩以前在學校，只要受激怒就會跑出另一個人格，曾經去找心理醫師治療，也曾經到廟裡收驚⋯⋯

解離症

　　解離症指的是在記憶、自我意識或認知的功能上的崩解。起因通常是極大的壓力或極深的創傷。

　　簡單地說，解離性失憶症便是記憶不連貫，有暫時性失憶的現象。多重人格便是人格不連貫，不像一般人通常能跨情境、跨時間地表現完整的人格。照這樣說，大家可能覺得這些現象離自己很遠，但其實解離經驗對我們並不陌生。舉個例子，有時我們可能會分不清夢境與現實，有時會自己跟自己講話，有時會覺得自己好像不能控制自己的舉動。所以，可能我們與解離症者的差別只在這些經驗的多寡與嚴重程度。我們可以從民間的信仰習俗中觀察到某些類似的情況。例如乩童附身，在附身當下其本身的人格似乎暫時被取代。

解離症電影

　　《分裂》（*Split*）是一部2016年美國心理驚悚恐怖片，故事主要敘述擁有多重人格的神祕男性因故而綁架了三名少女，而使少女們接觸了一連串的驚悚際遇。主角被信任的心理醫師診斷出擁有二十三個人格，但還有一個未知人格尚未覺醒。在眾多人格的競爭下，這也造成他動身綁架了三名十幾歲的少女，以醞釀未知的計畫。

　　《三面夏娃》（*The Three Faces of Eve*, 1957），敘述一名深受人格分離障礙影響的婦女在精神科醫師幫助下逐漸恢復正常生

活。家庭主婦夏娃‧懷特受嚴重的頭疼、健忘、抑鬱等症狀的困擾，她在丈夫陪同下接受精神科診療。初期的訪談中，醫師發現夏娃‧懷特表現出其他人格，患者自稱夏娃‧布萊克，她的行為態度一改平日典雅、端莊，變得放縱、喜好交際。在爾後的訪談，醫師發現這兩個表面人格和來訪者童年時負面經歷有關，夏娃‧懷特童年時吻別逝世祖母，並一直壓抑這段恐怖回憶。在後續治療裡，醫師發現夏娃‧懷特內心還有第三個人格，名叫簡。通過多次催眠術和精神分析術治療，患者認識到簡才是真正的自己，最後獲得完整、正常的人格，與女兒和心愛的人生活在一起。

　　《夜色》（*Color of Night*, 1994），年輕的心理醫師比爾（布魯斯‧威利斯）因為病患蜜雪在他面前跳窗自殺，深受打擊。為了撫平自己波動的情緒，他來到洛杉磯，找到他的老友鮑伯。鮑伯也是心理醫師，他將一些病患聚在週一訓練他們能舒坦地面對其他人。但次日，鮑伯被殘酷地謀殺了，身中三十八刀。比爾開始調查，發現一名叫蘿絲（雅內‧馬奇）的神祕女子。比爾找到蘿絲，得知她患有三重分裂人格，並受人控制。原來控制蘿絲的竟然是她的哥哥，她的哥哥由於痛失自己的親弟弟，於是，強迫蘿絲裝扮成已死的弟弟。當比爾發現了這一切，蘿絲的哥哥也開始向他下手了。

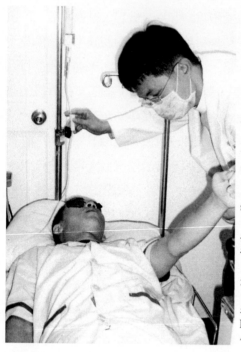

Amobarbital（Amytal）當藥物催眠之用，稱為Amytal Interview；用來診斷轉化反應（conversion reactions）、姿態僵直（catatonia）、歇斯底里靜呆（hysterical stupor）、無法解釋的不語（unexplained muteness）症狀。在治療上可減少潛抑（repression）及解離（dissociation），如幫助創傷後症候群病患之情緒宣洩，使解離性失憶及迷遊Dissociative Amnesia and Fugue）病患恢復記憶，轉化症病患功能恢復。

第十五課　僵化思考沒有彈性 ──性格異常

A型性格	個性急躁、爭強好勝、說話聲音響亮，走路急促，常有時間緊迫感，心胸狹窄，愛與人競爭，動輒發火。	Type A personality 完美主義者，容易得消化道潰瘍、心臟病。
B型性格	溫和平靜，隨遇而安，從容不迫，心胸開朗，與人為善。	Type B personality 慢活人生。
C型性格	內向、緘默、抑鬱，逆來順受，忍氣吞聲，任人擺布。像阿信一樣，遇事選擇退縮忍耐，為取悅別人或怕得罪別人而放棄自己正常的生理需要。	Type C personality 免疫系統差，容易得癌症，又稱「癌症型人格」。

*傳統性格分類

傳統的性格分類

案例一

　　為什麼排長要這樣整我，我要找他在部隊前面單挑，他又躲起來。

案例二

　　二兵：我解決問題的方法，就是把長官宰了。

　　輔導長：你當初只是為了三萬元薪水簽志願役，大不了轉回

義務役，幹嘛要搞一條暴行犯上的罪，這值得嗎？

二兵：我不管，因為我打1985，他們說「無法幫我」；我只好自己來。

案例三

我為了養我女朋友簽志願役，到軍中後我無法每天外膳宿，她在外面懷了別人的孩子。我不介意，我想養她們母子，為何她還不回到我的懷抱？

我找到真愛了，她再不回來，我要拿軍中武器去找他們。後來輔導長就把我送到醫院來！

案例四

這個下士程度不錯，可是交代他做事情，總令人抓狂，簡直自找麻煩。但不叫他做事，又不公平。

案例五

住院新兵說：病房規定，是你家的事；只要我喜歡，有什麼不可以，不要惹我生氣。

性格異常

有些人，雖然沒有精神病症狀（如幻聽、妄想）或心理症狀（如焦慮、恐慌），但其行為經常呈現固定型態的異常反應，影響個人適應，稱為性格異常（Personality Disorder）。

孩童時期，性格還在發育；等十八歲以後，性格定型才可做性格異常的診斷。

性格異常通常表現在人際關係、工作態度與社會行為。

傳統的性格分類

一般人會講到性格，常會聯想到媒體所講的A、B、C型性格。但這三種性格與精神疾病所談到的性格異常或停除役無關。

舉例來說，過斑馬線時，當綠燈閃爍只剩五秒，A型性格的人會衝過去；B型性格的人，會停下來看看一下這個世界，聞一下樹旁的花香。C型性格，默默地看著號誌生氣，想過又不敢過。社會需要各種不同性格的人，每種性格的人在各種不同崗位上，都有其貢獻度。但性格也決定了命運，或是他的疾病。

性格異常──部隊與醫院最頭痛的問題

性格或稱人格，英文字為personality。俗話說：「江山易改，本性難移。」或說：「牛牽到北京還是牛。」一般新兵到了新訓中心或部隊，會先觀察敵情，謀定而後動，即使身上刺龍刺虎，也會

有「強龍不壓地頭蛇」、「好漢不吃眼前虧」想法，忍耐把兵役當完，以免「虎落平陽被犬欺」、「龍困淺灘遭蝦戲」的悲劇。

性格異常者，缺乏彈性，無法在入伍後的短時間去改變或自我控制，往往造成部隊管教的困難。由於無法融入新的環境，甚至急於出頭當帶頭大哥，不是欺凌他人，就是被集體霸凌。

精神醫學界對性格異常的分類

根據美國精神疾病診斷準則DSM-V，將性格異常（Personality Disorder，簡稱PD）大致分類為A（妄想型、分裂型、分裂病型）、B（反社會型、邊緣型、戲劇型、自戀型[43]）、C（畏避型、依賴型、強迫型）三群，另有被動攻擊型人格。若問題已嚴重影響部隊運作，可請精神專科醫師評估後，開立診斷證明。性格異常在軍人停除役排名，僅次於嚴重型憂鬱症、精神官能症與智能偏低。性格異常是唯一需要部隊約談紀錄佐證才能辦理停除役；義務役用的名稱是「性格異常」，志願役用的名稱是「人格異常」。大部分性格異常停除役者，屬於B群性格異常，特別是反社會型人格異常。

---

[43] 又稱水仙花症候群，希臘神話納西瑟斯（Narsccisus），愛上自己在湖面的倒影，最後落水死亡，湖面長出許多水仙花，日日映照在水面。

	特點	分類	特性
A型性格	奇異、古怪（與精神分裂症相關）	妄想型人格障礙 Paranoid PD	懷疑別人，無法相信別人，易與別人摩擦，別人對其敬而遠之。
		類分裂型人格障礙 Schizoid PD	對人無感，只有極少數親密朋友，適合孤單的環境，如圖書館、實驗室、守燈塔等。
		分裂病型人格障礙 Schizotypal PD	奇異的思考、幻想或觀念，談話抽象、玄妙，認為有特異能力，常被稱為怪人。
B型性格	情感豐富不穩定（較易得憂鬱症、躁鬱症）	反社會型人格障礙 Antisocial PD	時常做出不合社會規範的行為，常歸罪他人，缺乏罪惡感。反抗長官、犯罪、鬧事。
		邊緣型人格障礙 Borderline PD	人際、情感極度不穩定，翻臉跟翻書一樣，容易有無法意料的衝動與自傷。
		戲劇型人格障礙 Histrionic PD	表現戲劇化、善變、做作，且有濃烈的情緒反應，挑逗、誘惑，也善於玩弄和威脅。
		自戀型人格障礙 Narcissistic PD	自我中心，常幻想自己了不起，要求很多，不尊敬他人，期待被別人特別對待。
C型性格	常表現緊張與害怕（較易得焦慮症）	畏避型人格障礙 Avoidant PD	很想與人往來，又很怕被拒絕、排斥；除非被別人拖著保護，對交際事務，總是躲而迴避。
		依賴型人格障礙 Dependent PD	極度缺乏自信心，無法獨立。遇到重要事情，總是讓別人做決定，沒有自己的主張和看法。
		強迫型人格障礙 Obsessive-Compulsive PD	過分墨守成規，缺乏彈性。常要求別人，根據他的規律和方式來做事。
其他	擺爛	被動攻擊型人格障礙 Passive Aggressive PD	以被動方式，表現其強烈攻擊傾向；表現其強烈攻擊傾向；表面服從，暗地敷衍拖延。

*《精神疾病診斷手冊》對性格異常的分類

第十六課 難以溝通管教與服從
——反社會型人格異常

	特性	治療
非社會化攻擊行為	缺同伴，受挫折容易出手攻擊	早期管教，避免成型
非社會化非攻擊行為	無人關心，受挫折就逃家、逃學	改善家庭氣氛，增加關懷
社會化攻擊行為	結伴攻擊他人	團體訓練管教
社會化非攻擊行為	結伴逃走	個人及團體心理治療

*品行疾患分類

案例一

海軍二兵，不服管教，身上刺有一條龍；直接表明想停役，寄花生米給艦長！輔導長帶他前來門診，告知看診醫師，在軍中花生米意味著子彈……（曾有傷害、販毒前科）

案例二

空軍二兵與心輔老師會談時，自述在營區中想引爆飛彈，把大家幹掉……。輔導長擔心他在清醒的時候，做出不清醒的事，將其送入精神科住院。住院後，弟兄的母親認為她的小孩沒有問題，應該趕快讓他回部隊，把兵當完。（國中輟學、曾做過土製炸彈）

案例三

成功嶺新兵訓練順利完成，於韋昌嶺等船前往馬祖東引報到時，因自殺意念送至精神科急診。會談中，言詞閃爍，揚言：要送我去馬祖，我就跳海給你看……（曾有傷害、吸毒前科）

案例四

自幼為宮廟少年，入伍前當過八家將、官將首，曾拉K及吸食安非他命，有妨害性自主及傷害前科，手臂刺有一個鬼頭；於新兵訓練中心第一天就跟連長嗆聲，與班長扭打……（國中輟學、入伍前在八大行業圍事）

案例五

在軍中蓄意自我傷害，同意住院規定，希望可以辦停役；入院後，勒索病患；被要求出院時，又完全否認，說是護士針對他。（入伍前有槍砲、傷害、妨害性自主前科）

案例六

簡訊給長官，揚言待在軍中不是死就是逃，請長官代為轉達家人。入院後，對其他病友及醫護人員充滿敵意；違規進入女生病房，被護理師發現與女病患一起關在廁所。每次違規，都極力否認、發誓。（國中因品性問題輟學）

何謂反社會型人格異常

反社會型人格異常（Antisocial Personality Disorder），是一種對他人權益不尊重或侵犯的廣泛模式。

特徵是操控或欺騙他人，並有暴力及違法行為。性格很不合群，時常做出不符合社會要求的行為，妨礙公眾。無法忠於個人或團體，自私、不負責任、衝動、缺乏羞恥心或罪惡感，常責備或歸罪他人，對自己的過錯有很多理由來辯解。

反社會型人格異常者，通常在兒童期或青春期開始出現說謊、逃學、偷竊、反抗老師、長輩；長大後喜歡喝酒、鬧事，且無法長期固定工作或求學，甚至常犯法。較多見於男性，且出生於低社會階級者。其家長，特別是父親亦常有同樣傾向。從小長大於破裂家庭、缺乏父母管教、自幼有注意力欠缺或行為問題者，多見之[44]。

反社會型人格病徵及症狀

反社會型人格，在古典研究上，稱為「偏差的兒童長大了」（Deviant Children Grown Up）。十五歲前有品性疾患[45]，是一個重要特徵。未成年前的品性疾患是反社會型人格異常的前奏，俗話說：「三歲看小，七歲看老。」意指幼兒心理發展的一般規律：即從兒童三週歲時的心理特點、個性傾向就能看到長大後的

---

[44] 曾文星、徐靜（1999），〈人格障礙〉，《現代精神醫學》（台北：水牛出版社，1999），頁 359-364。
[45] 張君威、王厚中、王家駿、張敏（2000），〈品行疾患〉，《臨床醫學》。

心理與個性形象的雛形。從出生到三歲被稱為嬰兒期，是兒童生理、心理發育最迅速的時期。在這個階段，父母的期望、行為和一些生活標準會被嬰兒內化為自己的期望和規則系統。

品行疾患

品性疾患（Conduct Disorder），是兒童青少年長大是否發展反社會型性格異常的重要參考。如果國小、國中時期常打架、霸凌、偷竊、逃學、虐待動物、翹家、吸毒、被學校記過、退學，甚至送感化教育，長大後變成反社會型人格異常的機率就很高。

基本特質：侵犯他人基本權益或違反與其年齡相稱的主要社會標準或規範的一種重複而持續的行為模式。這些行為可歸類為四大群：

1. 攻擊性行為造成或威脅他人或動物的身體傷害。

2. 縱火或砸毀窗戶，造成財物損害或破壞。

3. 詐欺或偷竊。

4. 逃家或逃學。

分為兒童期初發型（十歲以前就有狀況，長大較易發展成反社會型人格異常）與青春期初發型（十歲前都很乖，較少攻擊行為）。

反社會型人格異常原因

反社會型人格異常不屬於精神衛生法的精神疾病，醫院的精神科也無法對其行為矯正，提供有效協助。但在國軍停除役標準，可歸於精神疾病的「性格異常」，須由國軍醫院精神專科醫

師診斷，才可進入停除役流程，在弟兄還沒離開軍中前，常造成
部隊管理與醫院其他住院病患的困擾。

由於反社會型人格異常，常合併毒品、酒、藥濫用及憂鬱症
狀，也常因毒品效應出現解離、幻覺、妄想、自殘等精神科症狀
或生理戒斷症狀，緊急時還是需要住院治療；但只要病況一恢
復，在病房中操弄病患，就成為醫院最頭痛的問題。

反社會型人格造成病房困擾

1975年，傑克‧尼克遜主演的《飛越杜鵑窩》[46]，飾演一個
反社會型人格者，為了躲避監獄的勞動工作，裝瘋賣傻進入精神
病院。在病房內，帶頭打亂了病房原有的秩序。

反社會型人格異常，是性格異常的一個項目。軍人停役診斷
名稱，在過去使用「人格異常」，後來改用「性格異常」。因
「性格異常」停役的軍人，僅次於嚴重型憂鬱症與智能偏低。目
前軍醫院精神科，希望性格異常者，在緊急安置的過程中，經由
醫院住院評估，心理衡鑑，部隊佐證資料的加速完成，讓病患在
最短時間內停役。

反社會型人格的病因

反社會型人格異常在男性約3%，在毒癮戒治所、監獄的比
例甚高。遺傳與後天環境，是兩個主要病因。

---

[46] 《飛越杜鵑窩》(*One Flew Over the Cuckoo's Nest*)，1975 年奧斯卡最佳影片，傑
克‧尼克森主演。

　　這些人，為什麼會這樣？美國FBI心理分析官羅伯‧雷思勒（Robert K. Ressler）與湯姆‧沙其曼（Tom Shachtman）所著《世紀大擒兇》[47]，以心理描繪技術（psychological profile）分析重大刑案的反社會型性格異常者的概念。

　　要深入了解這些人的性格為何會如此，以及他們為什麼會變成這樣之前，我們得先了解一個情形，那就是：一個這樣的人，不可能在二十歲入伍當兵後，就突然由一個家長眼中絕對乖巧的小孩，轉變到在軍中違法犯紀、無法自我約束的人。他們目前的行為，是由很早很早就開始萌芽，之後才逐步發展到，連部隊軍法都無法約束的脫序行徑，這些甚至可以往前追溯到童年時期。

家長的無助

　　又惹事了，這個孩子明明答應我要改過，為什麼當兵還被送到醫院？很多次，我看著這樣小孩的爸媽在孩子面前落淚，對部隊長官、對醫護人員道歉；希望藉著這次的住院停役後，脫胎換骨，完全變成一個人。但大部分的人，過兩天馬上故態復萌，不是打架、欺負其他病友，就是走私菸毒、性騷擾實習護士或對工作人員叫囂。一旦發生事情都否認到底或說被醫護人員錯怪；要被部隊帶回時，就選擇作態性撞牆自殺或威脅工作人員。

　　「細漢偷挽瓠，大漢偷牽牛」，軍中適應不良，短暫地住院評估，就很可能停役；卻又多出一些傷害、毒品、性騷擾、性侵案件，該怪誰呢？

---

[47] 《世紀大擒兇》（*Whoever Fights Monsters*）（台北：先智出版社，1998），美國FBI心理分析官對異常殺人者的分析手記。

人格塑造　自幼開始

「昔孟母，擇鄰處，子不學，斷機杼。」孟子三歲喪父，單親媽媽孟母三遷[48]，為孩子尋找一個良好的環境成長，當孩子不乖時，立即給予震撼教育，對孩子的成長，奠下良好的基礎。

李白小時候不喜歡讀書，常常翹課，到街上去閒逛。有一天看到老婆婆要將鐵杵磨成繡花針，深受感動。當場頓悟，回家之後，再也沒逃過學；每天特別用功學習，最後成為詩仙。

團體治療

團體治療（Group Therapy）是一種有效、經濟的治療模式。團體中有一或兩個固定的領導員擔任治療師，採取策略的介入方式，引導成員互動並且促成改變。

案例討論

新兵入伍因受不了部隊規範，以死相逼長官，要求住院辦理停役。住院後，自述憶及年輕時曾入獄；精神科封閉病房令其恐慌；立下切結書，再三保證會遵守病房規範，否則願意立即遣返部隊，央求主治醫師將其轉至開放病房。

---

[48] 孟母三遷：孟子小時候，家裡靠近墓地，他和鄰近孩子學大人祭祀，玩得很開心。孟子母親非常擔心，搬到市集；孟子又和鄰居小孩學買賣的遊戲。孟母又決定搬家，搬到學校附近，孟子玩遊戲，守秩序，學禮貌，最後成為戰國時代的大思想家。

　　一轉病房後，不到一天，威脅其他病患，擅入其他病室，走私香菸、手機；已造成新病房病友及護理站恐慌，一群證人冒死求生，指證歷歷。

　　被遣回前，完全否認所做之事，說：護士故意亂說，為什麼連主治醫師都不相信他……。一方面苦苦哀求，一方面賴在病房不走，大鬧病房，又去威脅他懷疑檢舉他的人。部隊班長不敢帶回，醫院報警處理時，還在喊冤……

四、個案概述：
　　案主自幼雙親離異，由父親監護，家庭環境優渥，無其他兄弟姐妹；渠表示父親約高中時就赴大陸工作，幾乎是獨立生活，也與母親鮮少聯繫，互動狀況不佳，案主在學生時期，就是學校問題人物，常因課業頂撞師長，高三時因而被迫退學，無法順利畢業，肄業後進入虎尾科技大學飛機修護系就讀，就覺得是一連串的錯誤，從小到大，做什麼事都得照著家人的安排與建議，對自己而言，沒有快樂，也不知自己後來的選擇是對或錯，沒有親情的溫暖，只有金錢的滿足，反正是錢能解決的，對自己而言都不是問題，所以求學對自己來說，只要遇到不對盤的師長，就蹺課或找人頂替上課、考試，反正也沒人能管得了自己；當兵後，在新訓也是與幹部衝突不斷，因為不喜歡被約束，新訓又要求自己必須跟著其他新兵一起洗澡，對於這種不合理的要求，只好以不洗澡來應對，幹部也是對自己無可奈何，就這樣在大家要自己多忍耐，自己總算也撐過了新訓的生活。來到新單位，卻沒想到除了幹部外還多了學長的管教，就深覺自己實在受不了，也不能再撐下去，因為自己私帶未合格的手機入營，學長竟告訴自己要被洞八，結果才知總班長與分隊長並無要處份，真是莫名其妙，也因為這些狗屁事，只要回到部隊就感到壓力很大，睡不著覺，又常便秘，擔心自己會失控或發瘋，最近亦常有幻覺現象(偶爾會想如果引爆飛彈會如何等)原本自己就是個會暴衝的性格，在外面就與人易起衝突，身旁的親友也無法約制自己，現在來到部隊，感覺狀況是越來越糟，於是與女友談心時，女友鼓勵自己去就醫(看精神科)，自己也利用上週末休假時到台北某私人心理諮商所去諮商，但卻絲毫沒有助益，自己也只好又悶著歸營，回來後想到乾脆找輔導長反映協處，並主動要求住院治療自己目前身心狀況，要不然真的不知道自己失控後會發生什麼事，倘若學長還要這般刁難，自己也會賠上，看到時候誰倒楣。

部隊提供的輔導紀錄，可看出弟兄性格特質

第十七課　親密的陌生人
——邊緣型人格異常

案例一

又割腕了，每次都來這招？部隊疲於奔命帶他到醫院。麻煩的是，他不想停役，也不想住院……

案例二

護理師說：昨天住進來的那個兵，一直跟別的弟兄說他的主治醫師很爛，說別的主治醫師很好。每天在病房搧風點火，要病患換醫師……

邊緣性人格疾患

邊緣性人格失調（Borderline Personality Disorder，簡稱BPD），是一種B型人格疾患。它的主要特徵是精神上、行為上的極端對立表現的同時出現，翻臉跟翻書一樣地快速。邊緣人格因介於健康、憂鬱症、精神官能症、精神病這四者之間的邊緣，故稱為邊緣人格。他們和一般人一樣擁有健康的部分，因容易遇到一點小事就感到受傷，無法控制衝動的慾望，做出自我傷害、傷害他人

等破壞性的行為，且這些行為會反覆出現。其他症狀可能包括當面臨著一個時間有限的分離情況，會出現強烈的被拋棄恐懼感、絕望和不恰當的憤怒。邊緣性人格的患者經常理想化或貶低治療師，對他們的感覺經常在高關注和異於尋常的失望下交替擺盪。自殘和自殺在此疾患上是常見的，故可能需要住院接受精神照護。

邊緣型人格疾患的診斷標準

起於成人早期之前，在各種環境背景下表現的一種廣泛模式，對人際關係、自我形象、情感表現極為不穩定，而且非常容易衝動，常表現下列各項中五項（或五項以上）：

1. 瘋狂努力以避免真實或想像中的被遺棄。
2. 不穩定而且緊張的人際模式，特徵為變換在過度理想化，以及否定其價值兩極端之間。
3. 有自我認同的困擾，自我形象或自我感受持續明顯不穩定。
4. 至少兩方面可能導致自我傷害的衝動行為，例如花錢、性、物質濫用、暴食。
5. 一再自殺的行為、姿態、威脅或是自傷行為。
6. 由於心情過度易於反應而情感表現不穩定，例如強烈且陣發性的心情惡劣、易怒，或焦慮，通常僅持續數小時，極少會超過幾天。
7. 長期感到空虛。
8. 不合宜而且強烈地憤怒，或對憤怒難以控制，例如常發脾氣、總是憤怒、一再打架。

9. 暫時性與壓力源相關聯的妄想意念或嚴重的解離症狀。

辯證行為治療

辯證行為治療（Dialectical Behavior Therapy，簡稱DBT）則是特別針對有準自殺行為的邊緣型人格疾患的治療。它其實是擷取了支持性、認知、行為等心理治療的方法，有五個主要的治療功能：

1. 增強患者對於有技巧的行為模式。
2. 藉由減少對於不適應行為的增強來促進患者改變的動機。
3. 確定新的行為模式，由治療的環境推廣到自然的環境。
4. 建構一個能增強有效行為，而非失能行為的環境。
5. 經由每週的團隊會議來增進治療者的動機、技巧與能力，並減輕能量耗盡以確保有效的治療。在這種治療模式下，可減少個案的衝動、憤怒及降低對於批評與拒絕的敏感性，也可經由社交技巧的訓練，讓個案看清他們的行為如何影響別人及較佳的社會適應與工作表現。

我的野蠻女友

《我的野蠻女友》是一部2001年上映的韓國愛情喜劇片，由車太鉉和全智賢主演。女主角雖然外表清純，但顯然蠻不講理，以虐待男主角為樂，還編織藉口告訴男主角的教授說自己懷孕，要去墮胎，讓教授同意男主角缺課陪她，結果是去遊樂場遊玩。至於平時，打罵是家常便飯，令男主角手足無措。

致命的吸引力

《致命的吸引力》（*Fatal Attraction*）是1987年的美國心理驚悚電影，由亞卓安・林恩執導，邁克爾・道格拉斯、格倫・克洛斯、安妮・愛釵主演。電影描述一名已婚男人出軌與某女子有了一夜情後，女子對他糾纏不休，原本的春夢卻瞬間變成噩夢。

女生向前走

《女生向前走》（*Girl Interrupted*, 1999），改編自作家蘇珊娜・凱森的散文式手札，貼身敘述她生命中某一段迷失方向的過往與其心路歷程。

十九歲那一年，醫師安排她到克萊摩爾（Claymoore）精神療養院，進行休息與治療。在那之前，她與高中英文老師發生不倫關係，對死板的正規課業興趣索然，厭惡父母虛偽的交際活動，除了有過一些不太深刻的男女交往之外，也沒有什麼朋友。世界那樣醜陋，她漸漸地感到失望與不滿，生活失去一切座標，她擂擊手腕（以手腕猛力撞擊堅硬物），搭配威士忌吞下五十顆安眠藥，凝視事物就看見幻象，時間感紊亂失序，並且自我矛盾、懷疑。簽下住院同意書的時候，她被診斷為「邊緣性人格失調」（Borderline Personality Disorder）。

在院裡，她認識了各式各樣的朋友：激進反叛的麗莎、假性妄想症的喬琪娜、燙傷毀容但個性純真的波麗，以及高度防衛性格孤僻的黛西等等。她與她們一同作息、遊樂與對抗外來的攻擊

或壓制,產生深厚的情感連結與認同,同時也逐步向麗莎強勢惡毒的人格作為靠攏,開始否定整個治療機構。直到某夜她隨麗莎逃走,在黛西的公寓暫住,麗莎不肯罷休地揭穿刺激黛西與父親亂倫的心理創傷,隔天蘇珊娜親眼目睹黛西的上吊身亡,當場崩潰。在衝擊之中,她重新檢視自己與朋友、醫院和家的關聯意義,重新接受與成長,然後,勇敢面對病友們嚴厲的質疑,找回真正的自我,真正的「康復」。

人格塑造自幼開始

國軍北投醫院精神科醫師
●張君威

打從娘胎出生,每個小孩看起來都是稚嫩可愛。但經過幾年的親子活動與環境影響後,表現在外的行為常常大相逕庭。雖然遺傳基因不容忽視,但後天的教育與環境,通常才是影響日後人格發展的最大因素。

臨床上,常常可以見到很多媽媽心力交瘁的帶著連老師都已經投降的小孩前來求診。詳細詢問下,經常可以發現在整個幼年發展過程中,或多或少都可找到一些在孩童需要的時候,沒有給予適當的指導與修正,漸漸養成不適當的情緒表露與行為模式。這些兒童到學校後,無法遵守學校規範,像小霸王似的依然我行我素。不僅無法適應環境,也影響到起跑點的學習成果。

可惜的是,在更早有徵候的的時候,部分的家長,常以好動或過動來解釋,而形成了兒童不當行為的保護傘。究竟是否為過動兒,在臨床上,有時並不是那麼的重要。重要的是現在該怎麼辦?

其實,人格塑造,不能光靠外界。我們所期望的是父母親能有多一點的時間與子女相處,成為子女最直接的依附與模仿的目標。從牙牙懂懂、牙牙學語的階段就開始塑造人格,約束內心「本我」的生物性衝動,表現出修正過後的「自我」,培養正確的情感表露與行為模式。

鼓勵增強正向行為,減低忽視負面行為。這些工作,通常需要自幼開始,持之以恆;即使每天只有半小時的時間與小孩相處,亦應仔細觀察,建立互動。六歲以前,在小孩智力、氣質與人格快速成長的階段,給予教育與修正,莫待定型以後,亡羊補牢事倍功半。

(不好的行為,切勿漠視,自幼應即時矯正;等到長大偏差後,就很難處理。本文原載於2001年5月19日《台灣日報》醫療保健版)

第十八課　叫我第一名
──妥瑞氏症

案例一

新兵入伍，站在隊伍中一直做鬼臉，似乎又克制不了，偶爾又有清喉嚨的聲音，班長送他到醫院檢查。

案例二

心輔訓，有一位輔導長舉手說：除役條文有一個疾病叫做「妥瑞氏症」，那到底是什麼？

妥瑞氏症

妥瑞氏症（Tourette Syndrome，簡稱TS），又稱抽動症、托雷氏症、杜雷氏症，是一種抽動綜合症（TICS）。這是一種遺傳性的神經內科疾病，通常發生於學齡前至青春期前。有一部分的患者會在青春期後大幅減輕症狀。妥瑞氏症的症狀包含了聲音型和運動型抽動綜合症，會不受自主控制地發出清喉嚨的聲音或聳肩、搖頭晃腦等。患者本身並非故意或習慣性做出這些動作，其症狀乃肇因於腦內多巴胺不平衡。

　　治療方式一般採取抗精神病藥抑制症狀，或行為治療等。症狀通常時好時壞，與患者所處環境造成的心理壓力有一定的相關性，家庭、學校與社會對此疾病的不認識或多或少會加深正常人與妥瑞症患者間的誤解，進而誘發更強烈的症狀。常見的誤解例如：把妥瑞氏症患者當成調皮搗蛋的壞習慣，進而要求患者以接受體罰等方式刻意矯正其抽動症狀。

電影《叫我第一名》

　　《叫我第一名》（*Front of the Class*），這部電影描述布萊德求學時，學校老師都以為布萊德非自主地發出怪聲和頸部抽動是想要引起別人的注意或是調皮搗蛋，因此常被老師處罰及遭受其他孩子的愚弄和嘲笑，連他的父親也覺得丟臉，大聲怒吼叫他停止。

　　布萊德的媽媽嘗試著讓他能過普通人的生活，為此帶他參加妥瑞症病友互助會，卻在察覺到互助會中的人都只會自怨自艾後離去；她同時替布萊德轉學，希望他能在新的環境重新開始，卻又在上學第一天被老師罰到校長室。

　　幸運的是，知道布萊德患有妥瑞症的校長在讓布萊德在全校面前說明自己發出怪聲的原因和盼望大家能以平常心對待他的心願之後，布萊德終於得到了眾人的接納，也正是這段被校長幫助的經歷讓他產生了成為一名老師的想法。

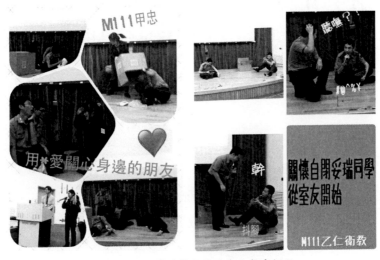

國防醫學院醫學系學生精神衛生教育課程

第十九課　星星的孩子
——自閉症與亞斯伯格

案例一

新兵入伍後，班長發現他都活在自己的世界，操課休息時，和其他弟兄也沒有互動，但對數字似乎很敏感……

案例二

我的孩子沒什麼朋友，對機械有興趣，參加國軍人才招募也很無厘頭，長官受不了他……

亞斯伯格症候群

亞斯伯格症候群（Asperger Syndrome，簡稱AS），屬一種發展障礙，其重要特徵是社交與非言語交際的困難，同時伴隨著興趣狹隘及重複特定行為，但相較於其他泛自閉症障礙，仍相對保有語言及認知發展。

亞斯伯格症患者的智力正常，其中有許多人智商偏高具有天賦，只有極少數的人屬於高智商，經常出現肢體笨拙和語言表達方式異常等狀況，偶爾會發出怪聲音，但並不作為診斷依據。造

成亞斯伯格症的確切原因尚未釐清；雖然可能有部分遺傳因素，但目前為止背後並無基因學基礎得出的結論支撐，環境因素也被認為扮演一定的角色。

2012年美國精神醫學會決議取消亞斯伯格症這個名稱，並將之納入自閉症光譜（ASD）。2013年時，亞斯伯格症的診斷已經從《精神疾病的診斷與數據手冊》第五版（DSM-5）中移除，現在這些患者被涵蓋於自閉症光譜中：其中包含自閉症與待分類的廣泛性發展障礙。

亞斯伯格症不限於單一治療方式，治療目標在於改進較弱的溝通技巧、強迫症、重複的例行工作和肢體動作不協調。措施包含社交技巧的訓練、認知行為治療、職能治療、言語治療、父母職能訓練和心理或焦慮等相關問題的藥物治療。隨著年紀增長，大部分兒童患者的情況會改善，但社交與溝通障礙通常仍持續存在，部分研究學者與在自閉症光譜裡的人士主張另一個觀點，認為亞斯伯格症只是個體呈現的差異，而不是必須治療或治癒的疾病。

電影《雨人》

《雨人》（*Rain Man*）是1988年上映的美國電影，以兄弟之情為主題。雷蒙的父親害怕雷蒙因失去母親令他情緒受創而傷害到查理，於是送他至精神病療養院隔離。一住就是三十年，直到查理在病院尋獲他。查理趁院方不注意時，偷帶雷蒙回洛杉磯，一路上想方設法取得父親遺留給雷蒙的遺產。然而，在往回洛杉磯的路上，查理發現雷蒙便是「雨人」，也就是他記憶裡小時候

的玩伴。

　　某次途經一間餐館用餐時，雷蒙不小心打翻了牙籤盒，卻能即時算出盒內牙籤的數目。在查理發現雷蒙的記憶及數字上有莫大的驚人能力後，帶他至拉斯維加斯賭場算牌，贏得了為數可觀的金額，湊巧償還了查理由於自己的汽車公司倒閉而欠下的債款……。在美國，自閉症孩童被稱為「雨人」；在台灣，則被稱為「星星的孩子」。自閉症（Autism）一字，出於希臘文字根auto（自己），由於行為呆滯刻板、無法用言語和別人正常交流、遊戲方式簡單重複，因此又被稱為「孤獨症」。

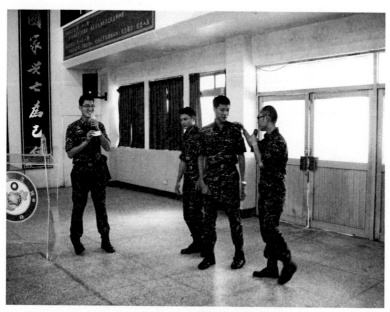

陸戰隊弟兄在心理衛生教育講座演劇

第二十課　逆風少年
——注意力不足過動症

案例一

住院弟兄看到每個主治醫師就跑過來跟他聊天，表明要參加他的團體，一直干擾其他主治醫師的巡房。

案例二

某中尉在軍中注意力一直不易集中；自述小時候曾被診斷為過動症。

注意力不足過動症

注意力不足過動症（Attention Deficit Hyperactivity Disorder，簡稱ADHD），涵蓋注意力缺失症（Attention Deficit Disorder，簡稱ADD），是一種常見的腦部發展障礙，主要症狀是注意力散渙或集中困難、活動量過多且自制力弱，俗稱「過動兒」。

未接受診斷治療的兒童ADHD患者，其學業表現、社會功能以及生活品質等會受到不良影響，並可能在往後的人生中因長期處在被誤解、指責的情境下（比如說：長期作業品質低落而被處

罰），扭曲了自尊及自信的人格發展，進而衍生出其他問題，諸如：對立反抗症（易怒、指責他人、反抗規則等）、行為疾患（打架、說謊、偷竊、逃學等）、藥酒癮等物質濫用問題及憂鬱症等。

過去普遍認為注意力不足過動症是只會發生在兒童身上的腦部發展障礙，但近年發現確診的注意力不足過動症患者以及應接受診斷卻未接受診斷的注意力不足過動症兒童及青少年患者中的60%，其注意力不足過動症症狀會持續至成人時期，而這60%患者中的41%，其注意力不足過動症仍對生活造成明顯的影響。

學校老師往往是最容易發現孩童注意力不足過動症症狀的人，因為在學校有明確的對照組；然而，不少注意力不足過動症患者（尤其是女性）並無過動症狀，甚至是非常安靜、沒有破壞性的，而過去對此症的認識總是集中在過動症狀上，使得這類不過動患者甚少能診斷出來。端視注意力不足過動症患者其腦部發展的程度與其所在環境對其執行功能要求的程度的比例，因此有些注意力不足過動症患者可能直到青少年時期甚至是成年初期才開始顯露出注意力不足過動症的症狀。

目前沒有任何確切證據證實任何一個或多個因素決定性地導致這種病症。研究顯示注意力不足過動症與腦部的額葉及其他構造發展相關，但詳細成因仍未被了解。注意力不足過動症可能具有相當高的遺傳率。根據美國疾病控制及防禦中心的研究，注意力不足過動症是一個症狀群的交集。因此，要正確診斷這一病症，不能依靠單一臨床方法去確定，而必須同時採用多種臨床方法配合去確認。

注意力不足過動症的診斷係依據《精神疾病診斷與統計手

冊》的標準、門診病患的主訴、症狀學、患者的歷史經歷、發展史、家族史、共病、生理評估及各種醫師評估後認為需要進一步的檢查等。

　　藥物治療（利他能／Ritalin）合併行為治療是目前被證實最有效的治療方式。學齡前的患者，通常僅須接受行為治療，除非症狀達到嚴重的程度且拒絕接受行為治療或無法從行為治療中獲得改善，才須考慮加入藥物治療。注意力不足過動症的治療並非是要將孩子們標準化，而是一本教育的初衷，協助每一位孩子發掘、發揚自己的優點，並避免缺點。

張中尉： 在部隊，我覺得隊上要達成主管的要求，對下要帶領好弟兄也頗費心，要將此角色拿捏好，需承受很大壓力。

何上尉： 部隊體制過於僵化沒進步，就兩種人適合。一是清楚自己的目標，另一種是完全渾渾噩噩。否則，待在部隊是頗痛苦的事。

李少尉： 當自己一心擔心著家裡，一心又在部隊中，很多情緒的累積與壓抑是痛苦的。當自己受不了爆炸後，自己就很難收拾。部隊是個封閉環境，自己無法放輕鬆。

唐下士： 自己是因經濟因素牽志願役，但卻也因欠債被地下錢莊討債到不對而把事情鬧大，自己在部隊也待不下去了。

住院等待除役軍士官的團體分享

第二十一課　妄想幻覺無現實感
——思覺失調症

求診主訴：個案最近一直感到坐立不安、焦慮，感到腦中一片空白，有想攻擊他人的想法，故由部隊帶至本院。

病史：個案自幼成績優異（若認真念書的話，可考到第一名），人際關係兩極化（高中時曾任由全體學生選出的學生代表，但之後人際又變得很差、受人排擠）。個案就讀軍校，在大三時出現疑似聽幻覺（在別人離自己有段距離的情況下聽到人聲）、疑似被害妄想（覺得有人會跟蹤陷害自己）。那時的壓力源為其他人欺負，那段時間的成績也很差。這些症狀約持續半年，之後再也沒出現這些症狀，但個案之後愈來愈孤僻，多獨處不與人互動。畢業後個案進入部隊，擔任輔導長，工作狀況普通，但長官有觀察到個案有言語邏輯性有問題的情況。之後個案曾主動找心輔老師談心，心輔老師覺得有問題，故部隊有帶個案至松德醫院就診。

個案雖有規律服藥，但又開始出現坐立不安、焦躁、焦慮、睡眠狀態差（有時會失眠，但有時又會睡覺時間過長）、覺得腦中一片空白等症狀。個案表示最近對聲音很敏感，對普通的聲音都會覺得很刺耳，進而想攻擊對方。個案曾對長官表示在鄭捷的

事件過後，他也有想砍人殺人的想法，怕會壓抑不住自己。不曾自殺或自傷想法，也否認現在有這些想法。因為上述這些症狀，故由長官帶至本院就診。個案否認記過前科，否認物質使用。國小、國中、大學很常打架（用手），對傷害他人沒有內疚感。四五歲時曾用火燒衛生紙。曾經逃家，常說謊，不曾竊取。個案也表示對自我的認同、對他人評價較兩極化，長期感到空虛。

案例二

阿勝在部隊中老懷疑有人要害他，常常被觀察對空氣自言自語，甚至咆哮、生氣……

案例三

陸軍二兵休假時，突然拿棍棒打傷人，說對方有邪靈附身，後來被警察逮捕……

案例四

北區心衛中心老師覺得曾下士近半年來一直懷疑長官要整他，已經到了嚴重被害妄想，應該送醫院治療……

思覺失調症

　　思覺失調症過去稱為精神分裂症（由直譯英文名稱Schizo
+phren+ia而來）是一種思考、情緒、知覺障礙的腦子的疾病，會
有不合於現實的想法或意念以及生活功能（如，自我照顧、人際
關係、因應能力、職業及社交等功能）嚴重受損的情形。

　　思覺失調症的症狀常始於成年初期，有可能突然發作，也可
能經過一段日子的醞釀才發作，病程必須超過六個月以上才能確
定此診斷。思覺失調症具體病因尚不明確，主要致病原因與大腦
中的神經傳導物質不平衡有關（如：多巴胺、血清胺素）。目前
研究顯示許多生理、遺傳、心理，及環境因素都可成為罹患思覺
失調症的風險因子，可能的環境因素包括成長背景、一些特定的
感染、父母生育年齡、孕期營養不良等。

思覺失調的症狀

　　不論男女都有可能得到思覺失調症，而且機會差不多。思覺
失調症的常見症狀包括妄想、幻覺、思考障礙、社交功能障礙
等，嚴重時會可能出現攻擊、破壞、自殺等不適當行為。

　　妄想：是一種錯誤且偏離事實的想法，雖然經過不斷地解釋
或事實證明，仍無法改變其想法（如：認為有人要害他的被害妄
想、認為旁人的一言一行都與他有關的關係妄想等）。

　　幻覺：是一種知覺障礙，有視、聽、觸幻覺等，以幻聽最
常見。

思考流程障礙： 如胡言亂語、言語片段或停頓、自創新字等。

人際關係： 疏離、退縮。

情感冷漠： 缺乏情緒表達，不一致的情緒表達或反應。

思覺失調症的治療

思覺失調症急性期通常以抗精神病藥物治療為主，並配合其他治療法。慢性期則以精神復健，強調技能訓練與再教育為主，但藥物仍須持續規律服用。當患者會造成自己或他人的危害，則建議住院治療。治療期勿迷信宗教及偏方，早期治療可以避免疾病惡化。治療方法包括藥物治療、家庭治療、心理治療、職能治療、環境治療，及復健治療。

思覺失調症電影

《飛越杜鵑窩》（*One Flew Over the Cuckoo's Nest*），1974年上映的一部美國電影，曾獲1975年第四十八屆奧斯卡最佳影片、最佳男、女主角、最佳導演和最佳改編劇本五項至尊大獎，是世界電影藝術歷史上最經典的美國巨著之一，被稱為「影視表演的必修課」。故事講述傑克・尼克遜飾演的麥克・墨菲被判刑入獄後，因為在勞動時不停滋事，瘋癲的他最後被移轉進了精神病院，而一切就從他在精神病院與病患們的故事開始說起。

《美麗境界》（*A Beautiful Mind*）是2001年美國電影，改編自西爾維雅・娜薩兒撰寫的、描述約翰・納許的同名傳記。約翰・納許是一位患有思覺失調症、卻在博弈論和微分幾何學領域潛心

研究最終獲得諾貝爾經濟學獎的數學家。電影由羅素・克洛、艾德・哈里斯、珍妮佛・康納莉、克里斯多夫・柏麥和保羅・彼特尼主演。電影共獲得了四項第七十四屆奧斯卡金像獎。

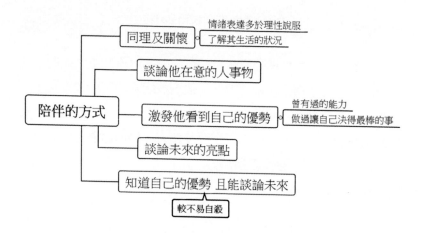

第二十二課　春暖花開桃花顛 ——躁鬱症

案例一

　　個案病前人格外向活潑，人際關係尚可。大學一年級就讀逢甲大學，覺得勝任愉快，跟著同學參加轉學考試，轉入淡大電機後，開始覺得課業壓力大，無法融入新的人際關係，就開始看書，急著想改變自己。讀了很多課外書後，發現只要將血液集中在腦部，潛能就可無限開發。漸漸地發現自己讀書速度變快，可以不像以前那麼用功，就可把書讀好。而且體力變好，性慾變強，睡眠的需求量變少，說話的速度愈來愈快，幾乎無法打斷。常跟媽媽說陳水扁沒什麼了不起，幾乎整天都有這種感覺。這種現象持續一個多月，成績也沒什麼改變，生活亦不覺得有困擾。這種情況，斷斷續續，不覺得有病，也未求醫，一直到畢業。[民國]88年1月入伍受訓時，開始覺得自己好像爬到高峰，由上往下墜，心情跌到谷底，幾乎對每件事情都提不起興趣，每天無精打采，動作慢吞吞，注意力不易集中，覺得生命無意義，想自殺。於三總門診兩次，建議住院而於轉入本院治療。

案例二

上尉輔導長阿東最近點子好多，每天睡得少，但卻精力充沛，想法多，把部屬操得都想退伍……

案例三

小原是4月5日出生，自稱是 蔣公轉世；在當兵時簽了志願役下士，未來想要在軍中有所作為。有一天，被分發任務，自覺做得很好，但長官挑剔，就開始滔滔不絕，說自己是 蔣公轉世……

躁鬱症

躁鬱症是一種大腦失調症，患者在發病期間總處於情緒兩極的病態交替，反覆經歷躁狂期與憂鬱期。當情緒和精力極度高漲、亢奮時為「躁狂期」，臨床表現會坐立難安、很容易動怒也很容易歡愉、自信滿滿、好幾天不睡覺都不感覺疲倦、話也變得很多、注意力無法集中、跳躍性思考，接著伴隨多個危險或反常的行為，如瘋狂購物、魯莽投資、濫用藥物、性行為衝動、攻擊他人等。

從極其興奮與急躁的劇烈情緒過後，就會開始來到悲傷絕望的低潮，即「憂鬱期」，症狀包括無法解釋的哭泣、莫名空虛、揮不去的憂傷、感覺無助、內疚、一無是處、嗜睡或失眠、全身無力、倦怠、生活枯燥甚至興起自殺念頭。只要持續出現一週以

上的躁狂症狀，無論是否再出現憂鬱症狀，均為罹患躁鬱症。

　　第一型躁鬱症以躁症為主，鬱症接著發生，之後躁鬱反覆輪發；第二型躁鬱症則是合併輕躁症狀與鬱症表現；其餘則是循環型情緒障礙症或藥物或身體疾病引起的情緒障礙症。近年臨床病例亦有發現有些患者先由鬱症開始，之後才有躁症的發作，這類患者因一開始是以憂鬱表現，過去都被以憂鬱症治療，因而效果不佳。此種疾病復發率極高，最好終生服藥來穩定病情，避免腦部不斷反覆發炎而愈來愈脆弱。

躁鬱症電影

　　《伴我情深》（*Mr. Jomes*），1993年由李察・吉爾扮演一位外貌英俊瀟灑的建築工人，但卻患有躁狂抑鬱精神病。他的情緒搖擺不定，時而興高采烈，時而抑鬱滿懷。因有不恰當的舉動，引起眾人的恐懼而被送進醫院，病況好轉後就出院。但又未按時服藥以致病發，隨後又進出醫院好幾次。

　　《派特的幸福劇本》（*Silver Linings Playbook,* 2013），片中有兩個人被醫學明確界定為精神病患者：男主角派特（Pat）與丹尼（Danny）。女主角蒂芬妮（Tiffany）雖非精神病患，則因為丈夫過世過度悲傷，因此也使用過藥物治療。派特與蒂芬妮初次見面的時候大談彼此使用過的藥物，例如鋰鹽（用於治療躁鬱症）、思樂康（用於治療精神分裂）、贊安諾（用於治療恐慌症）等精神科常見藥物，可以看出兩人在精神科醫師眼中症狀相近。然而，派特的爸爸老派特也有情緒失控的問題，看比賽時候的儀式性行為到了接近強迫症（Obsessive Compulsive Disorder，

簡稱OCD）的行為。

《蘇菲亞的選擇》（Sophie's Choice, 1982）：蘇菲，納粹猶太屠殺時的受害者卻背負著加害者的陰影，其受殘的身軀與心靈，以及無限擴大的罪惡感讓她的生命同時存在著純真與虛妄；最後遇上精神偏執患有躁鬱症的納森，躁症發作時是歡快激昂的發明家、鬱症發作時又是可怕的施虐者。蘇菲與納森間既是愛人又是再造者、贖罪的對象，又互為生命的窗口等。

梵谷與躁鬱症

荷蘭畫家文生·梵谷（Vincent Van Gogh）性格古怪，情緒捉摸不定。過世前兩年，創作轟轟烈烈，並飽受精神疾病之苦，最後自殺了斷自己。他的疾病，苦於有限證據，卻有超過一百五十位醫師探討他的疾病。有史以來，以法國醫師Henri Gastaut 1956年出版的著作對梵谷的疾病記錄最完整；他提出史料，認為梵谷的疾病以顳葉癲癇（Temporal Lobe Epilepsy）為主，早年患有邊緣系統（limbic）病灶，又受到苦艾酒（absinthe）之刺激而誘發癲癇。

Gastaut是依據當年曾親自治療過梵谷疾病的年輕醫師Felix Rey的史料而確定診斷。梵谷早年得過兩次憂鬱症，而且有躁鬱症之起伏——憂鬱之後，接著變成情緒高昂、熱情亢奮，表現在從事宣教與藝術創作兩方面[49]。

---

[49]　陳金柱、郭宗正、郭國銓（2003），〈文生·梵谷之精神疾病探討〉，《台灣醫界》雜誌第 46 卷第 5 期，頁 206-207。

如果不能辦停役，我的下一步呢？我想，如果不能辦停役，結果就是回部隊或調其他單位。不論是哪一種，我都不想回那種地方了！如果真的要回部隊，那我寧可選擇死亡這條路，反正軍隊就是這樣，一定要有人死了，他們才真的會意識到並不是每個人都有辦法適應那種環境。雖然這樣很對不起媽媽，但我沒有辦法。我已經將在不對的痛苦處境儘量跟做測驗的心理師表達了，主治醫師不能給我一個肯定的答案，還說要約部隊和家人來三方會談。看到病房那些嘻嘻哈哈的病人都停役了，如果連我這樣痛苦都不能停役，我真的不會再活下去了……。

住院弟兄說，如果不能停役要回部隊，就選擇死亡

第二十三課　出師未捷想離軍，
無心軍旅心好累

案例一

本來下午要收假了，女中尉回營區的路上，把車停到北投醫院，掛號，希望住一陣子……

案例二

少校剩兩年可領月退，撐不下去求住院，老母擔心孩子想不開，部隊心輔官年資比他菜，來院寫輔導紀錄，被拒見……

案例三

全家都是志願役軍官，女兒國立大學研究所畢業在部隊當中尉，很受長官賞識，怎麼會搞到要住院？母親在病床邊啜泣……

案例四

我在軍中做人才招募，績效不錯。我最近應徵到一個行銷工作，我想住院辦除役退伍，趕快去賺錢……

案例五

當初我想逃避家中紛擾，簽志願役到外島，沒想到事情還是沒有解決，只是更不方便回家。

案例六

我都三十歲了，也有退伍令。當初因為朋友說當志願役軍官不錯，也是幫他衝業績，就進去了。我想人生應該有別的選擇，我不想再浪費時間。

案例七

那年金融風暴，我們家沒錢讓我讀書，我進了官校。其實根本不是我的志願，我們好幾個同學都因病除役了。

案例八

我住院後，部隊就不讓我休假，在幾個醫院的精神科轉來轉去。我已經半年多沒有回家了，我家是什麼樣子，都已經忘記了。部隊怕我想不開，我都有退伍令，我家裡也支持我離開軍隊……

案例九

　　我簽志願役是因為看到可以提供進修機會，讓我去讀大學；而且可以常常外膳宿，我的志願是經過這樣的經管，未來可以當將軍。我們班長說，我想太多了。醫官，我們班長為什麼要這樣說？

案例十

　　志願役士官在部隊鬧自殺，又不想住院。他說：家裡需要我每天回去，但連長不讓我回家，我說那我老婆在家想不開，誰要負責？連長說，我自己必須負責！那不是制度殺人？我有退伍令，當初再簽志願役是因為待遇不錯！我簽志願役第三天我就不想幹了，跟我想像的不一樣！也跟我過去待的部隊不一樣！退場機制只有兩個，指揮官不記我大過，醫院又不能馬上讓我停役，還要評估。開什麼醫評會？我也沒精神病？我也不想住院！我每天都要回家！制度殺人了！

案例十一

　　軍官除役後回來門診拿診斷證明，回顧當時住院的心情說：我都佔上尉缺了！如果當初連長有留我，我就不會那麼衝動地跑來住院……。現在也沒什麼好後悔，只是不好意思國家用那麼多錢培養我！

案例十二

在部隊想不開就進醫院！現在想開了，也回不去了！當初就是想不開，才進官校！現在在病房，好像在開xx年班學會。精神官能症要治療半年無效，才能除役。我把住院當作是正規班的半年受訓，準備考試找工作……

案例十三

父母離異後，媽媽再嫁，繼父酒後常家暴個案。個案於去年義務役入伍，後來因為家庭經濟狀況轉志願役；因長官罵他很兇，曾經想跳樓。出現情緒低落，也不想做了。

崩潰

因精神壓力造成情緒耗竭，稱之為崩潰（Burnout）。原因在於自我期許與環境相衝突，而產生懷憂喪志、退縮，乃至於整個人崩潰的現象。很遺憾的是，有些組織，雖然每年重複發生這樣的問題，卻不願意為了屬下來做調整，甚至打落水狗，還責備他是不適任者，說出「擇優汰劣」這樣冷血的話出來。此時弟兄只好從個人覺醒，重新調整人生觀，脫離無法配合改善的單位，另謀高就，開啟有意義的生活，才能從崩潰邊緣得到重生。

慢性疲勞症候群

慢性疲勞症候群（Chronic Fatigue Syndrome，簡稱CFS）是一種身體出現慢性疲勞症狀的病症，具體定義是長期間（連續六個月以上）原因不明的強度疲勞感覺或身體不適。大部分的患者都與工作緊張與壓力過大，以及長期生活作息不正常等有關；若長期任由身心疲累，沒有好好調養，可能會引發一些危險因子，從輕微的「疲勞」演變成嚴重的「過勞」。

職業、事業、志業

現代職場的直白：「職業求生存，事業利己，志業利他。」

職業（job）是為了薪水而工作，上班想放假。青年進入軍中，義務役是義務；志願役是契約，求的是滿足基本的生理和安全的需求。學校畢業，趕快當兵，義務役報效國家，支援天災勤務，服務社會。退伍後，出國進修或進入職場，進入人生的新旅程。

有歸屬感、被愛感、被尊重感的工作是事業（career），是為了金錢與地位而工作，必須和同事競爭，爭取績效，佔缺升官。

能實現自我的工作是「志業」，則是在環境與機會中，無所求地付出。

志願役官士兵的退場機制

另一個新興的族群是軍校應屆畢業生，授階下部隊後發現環

境不符合自己的期待，不容易調整職務，對未來憧憬悲觀，進而出現情緒低落，對事提不起興趣，食慾變差，無助無望，最後因嚴重型憂鬱症或精神官能症除役人數逐漸增多。

基層軍官歷經預校、官校四年、七年或十年的人才培育，就這樣歸零還鄉，實為可惜。上醫醫未病之病，中醫醫欲病之病[50]，若能在軍校生與軍士官生涯教育的重要環節，給予適當的支持與心理建設，可以減少官校生的折損。

壓力調適（STRESS）

S-Sport：每天至少運動十五分鐘，而且運動要有去壓的意識，可利用部隊體能訓練時，用力奔跑，用力呼吸，感覺藍天白雲的清晰。

T-Travel：休假時短暫地旅行，即使是幾個小時，也可讓自己心情沉澱一下。即使沒有伴，讓溫柔的風淡雅地吹著，或聽蟬鳴唧唧作響，傳樹梢的祝福。

R-Recreation：娛樂是不可或缺的，選擇自己可以放鬆的娛樂，營區附近保齡球場、逛街、跳舞、打電動，都可釋放壓力。

E-Eating：愉快地進食，壓力大時，偶爾奢侈一下，看著美食地圖，好好大吃一頓。

S-Singing：唱歌是令人愉快的，也是情緒的釋放，手機也可灌滿自己喜歡的音樂。

S-Smile：微笑，無論做任何事，都要放鬆心情；凡事看開一

50　唐代孫思邈的《千金藥方》：「上醫醫未病之病，中醫醫欲病之病，下醫醫已病之病。」最高明的醫師應防患未然，治療未病之病，事半功倍。

點,沒什麼過不了的關。

目標設定(Goal Setting)SMART

Specific(明確的):目標必須是具體的which, what, who, where, when, why。如:我想減肥→我想減肥5公斤

Measurable(可量化的):盡可能寫出具體的數字how much, how many。如:如:我每天要大笑三聲

Achievable(可達成的):達成目標,不僅會得到成就,成就也成為下個目標的原動力。

Realistic(現實的):不要畫大餅,要實是求事。

Time(有期限的):訂定目標,一定要注意期限。提早完成工作,準時下班。

覺今是而昨非[51]

馬雲[52]說,員工離職的原因林林總總,只有兩點最真實:「錢,沒到位;心,委屈了。」很多志願役官士兵,剛住院時都還在猶豫要不要回去,有些評估起來屬於輕度焦慮、憂鬱,鼻子摸一摸,回部隊去,就繼續服役了。大部分弟兄,來的時候,心情已經低落一陣子,甚至出現自傷或傷人的想法如,也就順勢以

---

[51] 陶淵明:「歸去來兮,田園將蕪胡不歸!既自以身為形役,奚惆悵而獨悲?悟已往之不諫,知來者之可追,實迷途其未遠,覺今是而昨非。舟遙遙以輕颺,風飄飄而吹衣。問征夫以前路,恨晨光之稀微。」

[52] 馬雲(Jack Ma,1964-),中國阿里巴巴集團董事局主席,2014年中國首富;名列美國《財富》雜誌(Fortune):「全球五十位最偉大領袖」。

精神官能症除役了。

　　亞伯拉罕・馬斯洛（Abraham Maslow, 1943）著名的需求層次理論（Hierarchy of Needs）：（1）自我實現、（2）自尊、（3）歸屬感、（4）安全、（5）生理。

張醫師：

　　謝謝您這段時間的照顧與關心，個人有些心裡的話想跟您說，補足言語上的不足及明確表達我想離開軍中這個大環境的決心。

　　高中畢業後，我考上國立大學及軍校，但家人期待我四年後有個好出路，也為了減輕家庭的負擔與學校可給零用＄。當時也沒有特別的想法，報到第一周，要不是頭髮剪了，不想讓家人失望，我早就萌生退意了。撐過入伍訓，一年級痛不欲生的生活，也體會了一些現實面。我忍耐、我壓抑、不反抗，我甚至恨我的家人為什麼送我到這裡。我為了一些莫名其妙的理由被電，不合理、不認同，都已經不能回頭了。大三部隊見習，我才知道我未來要面對的環境是部隊，我很害怕，想逃避，但是已經沒有退路了，只好硬著頭皮繼續走下去……。

住院軍官的獨白

第二十四課　拒一口菸，爭一口氣

案例一

我只要心情不好就想抽菸，我知道抽菸對身體不好，我想看戒菸門診。請問醫院有哪些套餐可以幫我？

案例二

某士官長菸癮二十年，因長期咳嗽咳痰就醫，X光片出現黑影，經進一步病理切片檢查，診斷為肺癌。

案例三

某校級軍官，晚餐後習慣地點了一根菸，抽到一半，突然胸口劇痛送醫，診斷為心肌梗塞。

案例四

中校軍官清晨在樹下吸一口菸，突然暈眩倒地，身體單側麻痺，中風了。

案例五

某弟兄住院期間夾帶香菸，因缺火源，以鐵絲插入插座激起火花，並以衛生紙引燃，險釀火災，遭醫院飭回。

案例六

某校級軍官，看診時欲言又止，醫師支開護士小姐後，自述老菸槍十八年，最近那個不行，小黃瓜變香蕉，甚至有點像蒟蒻[53]。

為什麼醫院不能抽菸

台灣菸害防治法將醫療院所劃分為戶外及室內全禁菸等級，且不可設置吸菸區，所以醫院院區內全面禁菸，違規吸菸者可處二千至一萬元罰款。

尼古丁成癮度量表

尼古丁成癮度量表（Fagerstrom Tolerance Questionnaire）[54]可以了解尼古丁成癮程度，六題總分為十分，當分數大於或等於四分，或一天抽菸超過十根，可以符合二代健保戒菸補助範圍，比

---

[53]　研究顯示，不論男女，硬度與性生活、情愛／浪漫、整體健康等三項滿意度有明顯正相關。勃起障礙（Erectile Dysfunction，簡稱 ED）有四級：第一級為重度 ED：變大但沒有硬度，像蒟蒻。第二級為中度 ED：有硬度，但無法行房，為剝皮香蕉。第三級為輕度 ED：有硬度可勉強行房，但未完全堅挺，像帶皮香蕉。第四級正常：完全堅挺，可以小黃瓜為象徵。

[54]　《戒菸教戰手冊》（台北：衛生福利部國民健康署，2013）。

照健保部分負擔額度，繳交戒菸藥品部分負擔；每年最多接受兩次療程，每次療程限八週次，限於同一醫療院所九十天內完成。若中途換醫院，則視同放棄一個療程。

尼古丁成癮度量表題目

1. 起床後多久抽第一支菸？
   A. 5分鐘以內（3分）　　B. 5-30分鐘（2分）
   C. 31-60分鐘以內（1分）　　D. 60分鐘以上（0分）。

2. 在禁菸區不能吸菸會讓你難以忍受嗎？
   A.是（1分）　　B.否（0分）。

3. 哪根菸是你最難放棄的？
   A. 早上第一支菸（1分）　　B. 其他（0分）。

4. 您一天最多抽幾支菸？
   A. 31支以上（3分）　　B. 21-30支（2分）
   C. 11-20支（1分）　　D. 10支或更少（0分）。

5. 起床後幾小時內是你一天中抽最多支菸的時候？
   A. 是（1分）　　B. 否（0分）。

6. 當你嚴重生病，幾乎整天臥病在床時還抽菸嗎？
   A. 是（1分）　　B. 否（0分）。

三手菸

「三手菸」（third-hand smoke），是指菸熄滅後在環境中殘留的污染物。菸品燃燒後會釋出潛在的毒性化合物，附著於頭

髮、地毯、窗簾、衣服、食物、傢俱等各種物體的表面，即使菸味散去，這些肉眼看不到的毒性微粒，依舊會存在吸菸的環境中，一旦不小心經由接觸進入人體，會帶來可怕的致癌風險！即使關窗、關門、打開電風扇等，也都沒有辦法杜絕這些有毒物質！因此，提醒您如要吸菸，應務必到室外空曠可吸菸處，以免傷害親愛的家人和朋友！

戒菸過程

香菸中的尼古丁具有高度成癮性，在戒菸幾小時內便會出現戒斷症狀；第三至五天達到高峰，第二至四週內逐漸減輕；有些戒菸者第五至六週最難渡過，很容易前功盡棄。戒菸過程中，要找出適合自己的戒菸方法及尋求親友支持鼓勵，才能戒菸成功。

戒菸六招

第一招：塑造支持環境

1. 建立支持網絡，請親友提醒「自己戒菸中」。
2. 參加戒菸班，學員相互鼓勵與支持。

第二招：菸品替代物或方法

1. 咀嚼口香糖、含薄荷糖、咬蔬菜條。
2. 深呼吸、喝杯冷水、刷牙洗臉並提醒自己「我不抽菸」。

第三招：分散注意力

1. 散步、做伸展操、打掃房間、冥想戒菸的好處。
2. 把玩鑰匙、筆、手機，讓雙手忙錄。

第四招：自我提醒

1. 寫戒菸日記，時時提醒自己抽菸對健康的危害。

2. 擬定獎勵的時機與方式。

第五招：改變生活習慣

1. 改變周遭環境，避免到想抽菸的地方。

2. 調整個人習慣，不攜帶香菸與打火機。

第六招：善用戒菸藥物與資源

1. 到醫院戒菸門診或參加戒菸班。

2. 戒菸專線：0800-636363。

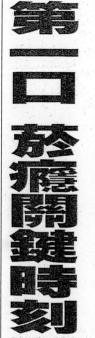

張君威／國軍北投醫院精神科主治醫師

近日媒體報導疑有部分菸商以提供打工兼差機會，在網路上應徵試抽員；更有甚者出錢聘請漂亮香菸西施在校園或PUB，以性感魅力誘人抽菸。值得注意的是，有些菸商以試味準確度較高為理由，優先錄取不抽菸者當試抽員……。

在一般社會大眾看來，或許只是經濟不景氣下，一種新創意的行銷手法。但仔細想一想，如果因為這種誘餌，讓一個從不抽菸的年輕人開始抽菸，菸商可能就有賺取數十年做不完的生意。另一方面，這個年輕人不僅開始燃燒自己，二手菸害亦損及周遭他人。

菸草在精神醫學上是屬於成癮性物質，也是其他藥物濫用者最常見的入門藥。就生理及心理學的角度而言，菸草中含有許多成癮性物質，其中以尼古丁的效力最強。

尼古丁具有高度的脂溶性，一旦被吸入人體後，會被肺臟快速地吸收，就在幾秒內由血液運送至大腦與腦中的一些蛋白質結合，而影響神經細胞的活性。

正因為如此，吸菸者在吸菸時，會立即有放鬆，或注意力更集中的感覺。有句話說「飯後一根菸，快樂賽神仙」，就是這個道理。

不巧的是，尼古丁還會影響神經系統中負責控制行為與感覺的中樞，使人對它不由自主地產生依賴；漸漸地，吸菸者的體內就常常需要一定濃度的尼古丁，以達到生理上的滿足。這時，獲得尼古丁就成為吸菸唯一的目的了。一旦吸菸上癮，菸草中許多對健康有害的物質，也就伴隨尼古丁進入人體。

除了尼古丁外，吸菸燃燒的焦油會導致慢性支氣管炎、肺氣腫等肺部疾病，也是肺癌、膀胱癌、胃癌與肝癌等癌症的致病因子。而菸草燃燒所產生的一氧化碳，在人體中則會與氧氣競爭血液中的血紅素，造成局部的缺氧，慢性累積之下，將增加缺血性心臟病的發病率。

此外，菸草燃燒時產生數千種的熱化合物，如多環芳香族烴類、亞硝酸胺等，是二手菸的主要成分，也是重要的致癌因子。

許多人同身受到抽菸的壞處，而尋求戒菸。精神科醫師特別關心的是每個人抽第一口菸的年齡、情境、動機，其次是何時開始離不開香菸……。這就是任何成癮性物質擺不去的重要原因。大部分菸槍都沒想到當年的那口菸，會造成日後揮之不去的尼古丁戒斷症狀。

世界衛生組織在日內瓦菸草管制公約談判會場外，懸掛一個死亡電子鐘顯示，近四年來全世界死於菸害疾病者已達一千三百萬人，在台灣肺癌也一直名列前三大癌症死因。菸草試抽與香菸西施會造成青少年不良示範，並不見得每個年輕人都有那麼好的自制力，抽菸、試菸還是三思而行。

本文原載於《聯合報》2003年3月16日第36版健康版

第二十五課　酒後的心聲，醉不上道

案例一

　　某軍艦在馬公泊港放假，整備後準備翌日起航。晚上收假時，發現幾位資深士官不見了；隊長立刻驅車前往熱炒店尋找，最後在店旁路邊發現幾個搖晃的熟悉身影。

案例二

　　某軍人自稱昨晚12點因心情不好，自己到超商喝了兩瓶罐裝啤酒，在車上睡到今天清晨6點多，準備開車回家，怎麼發生車禍他也搞不清楚，對撞到人很抱歉[55]。

案例三

　　南部某上兵因酒駕拒檢，竟在路口連續大迴轉，高速撞上停等紅燈的五名騎士，其中二人還摔下三公尺深溝渠，幸無大礙。警方說，該男酒測值0.11mg/L（酒測標準0.15mg/L）未超標，若

---

[55] 〈職業軍人酒駕連撞三車，女騎士重傷〉，《中時電子報》2017 年 7 月 7 日。

乖乖受檢，就不會肇事，訊後依公共危險及傷害罪送辦[56]。

酒駕處罰資訊

吐氣所含酒精濃度超過0.15-0.24mg/L，罰鍰；酒精濃度0.25mg/L以上或肇事，移送警方刑事處分，並可吊扣、吊銷駕照。

酒精

酒精，其實是一種中樞神經抑制劑。一般在飲酒後約四十分鐘，血中酒精就會到達最高濃度，並逐漸抑制大腦皮質，使人呈現失去自我控制的興奮狀態，進而到達暫時紓解壓力與不快的情緒。但這只是暫時的，有些人為了暫時的紓解壓力而過度飲酒，當開始對酒精產生依賴性，必須愈喝愈多才會有所感覺時，或是一段時間不喝酒，就可能出現手抖、焦慮等現象，就可能已經染上酒癮。

酒精戒斷

酒精成癮要開始戒酒時，會出現戒斷症狀，導致自律神經過度活躍，出現流汗、心跳速度變快（每分鐘超過一百下）、手抖、失眠、噁心、嘔吐、躁動、焦慮等，也會有暫時性的視、觸、聽覺幻覺及痙攣等。

---

[56] 〈軍人酒駕躲攔檢，撞飛五騎士〉，《中時電子報》2017 年 12 月 11 日。

酒精濃度與症狀

1. **微醉**：血中酒精濃度0.05-0.1%；臉紅、血壓輕度上升，亦有人無症狀。

2. **輕醉**：血中酒精濃度0.1-0.15%；多辯、決斷快。

3. **茫醉**：血中酒精濃度0.1-0.15%；興奮狀、言語略不清楚、運動失調、平衡障礙、判斷力遲鈍。

4. **深醉**：血中酒精濃度0.25-0.35%；噁心、嘔吐、意識混亂、步行困難、言語不清、易進入睡眠狀態。

5. **泥醉**：血中酒精濃度0.35-0.45%；昏睡期、意識完全消失、時有呼吸困難、棄之不顧可能導致死亡。

6. **死亡**：血中酒精濃度0.45%以上；呼吸麻痺或心臟機能不全死亡。

酒精成癮與依賴

酒精成癮（酒精中毒）包含四種症狀：

1. **渴望**：想要喝的強烈需求或衝動。

2. **失控**：一個人不論如何都一定要喝酒。

3. **身體成癮**：酗酒後停止喝酒，會出現像是噁心、盜汗、顫抖、焦慮等戒斷症狀。嚴重上癮可能會導致威脅生命的

4. **戒斷症狀**：包括抽搐，會在喝下最後一杯酒後八到十二個小時開始發作。三到四天以後，會有震顫性譫妄，人會變得極端激動、顫抖、出現幻覺並且脫離現實。

酒精依賴：需要喝更多的酒來得到快感。一位酗酒愈來愈嚴重的人總是說，如果他想隨時停止，但他「從未想要」停止。酗酒是沒有終點的，而是通往墮落的漫漫長路，生活也不斷地惡化。

酒精性幻覺症

停酒四十八小時後出現，症狀為聽或視幻覺，通常以聽幻覺為主，無意識障礙症狀，有些人之幻覺症甚至永遠存在。

李白〈月下獨酌〉

花間一壺酒，獨酌無相親；舉杯邀明月，對影成三人。月既不解飲，影徒隨我身；暫伴月將影，行樂須及春。我歌月徘徊，我舞影零亂；醒時同交歡，醉後各分散。永結無情遊，相期邈雲漢。

酒精性失憶症

酒精引起暫時性失憶，以短期記憶障礙為主，會呈現「前行性失憶」，意指喪失酒醉至清醒該時段的記憶。

海軍3W

海軍的3W是War、Wine、Woman，航行征戰對海軍是一項很艱苦與危險的任務，酒就成了解悶的最佳工具。為何在港口，總是男人傷心的所在，那就和女人有關聯了。

電影《28天》

　　《28天》（ *28 Days* ）是一部2000年的美國喜劇電影，由珊卓‧布拉克飾演一名紐約專欄作家，卻有嚴重的酒癮，每天和男友過著醉生夢死的生活。某日，姊姊要結婚，身兼伴娘的她不但大遲到搞砸了婚禮，為了補買蛋糕還發生了車禍，法官判定必須要在勒戒所待上二十八天，這短短的二十八天裡面卻改變她不同的一生。

　　劇中絕大部分時間是在敘述戒酒過程，從一開始對勒戒所的集體呼口號、團體治療感到排斥，直到自己發現有坐牢的危機才下定決心戒除酗酒習慣。在戒酒的日子中，從初期雙手顫抖的症狀、產生幻覺、從事護腕團體活動，到最終家人的支持，最後姊妹情深的告白頗感人，女主角明白她終於揮別糜爛的生活，不需要那些讓她往後退的男人。故事本身對一般人恐怕難以體會，但對於那些具有成癮習慣的患者來說頗能達到共鳴。

生老病死五種酒[57]

　　年輕力壯喝啤酒，成家立業喝洋酒，事業有成喝紅酒，年老力衰喝補酒，兩腳一伸敬米酒。

---

[57]　摘自網路：http://photo.xuite.net/abert_cys.321228/20301579

遺書

　　這一生，我真的很累，我也不想再拖累任何人了。也許就像病房社工師所說的，我是無法自己跳脫開來，但此時我真的活得很沒意義。今天，我再也不想為任何人而活了，我最希望做的事，就是死……。

　　我不知道，為何我想死的慾望會那麼強？也許我曾目睹親人自殺死亡，所以對死才不會那麼恐懼，而我也覺得這條路，離我不遠了……。

當兵住院還是過不去，在醫院床頭留下遺書

第二十六課　生命中不能承受之輕 ──毒品

案例一

　　主訴：個案約一個月以來情緒低落，失眠，不想講話、做事，故由部隊帶至本院。

　　病史：個案國小成績中等，人際關係佳。汽機車駕照（一次考過）。國高中曾因打架多次記過（對方外傷和腦震盪），畢業後曾兩次因打架入警察局（但皆私下和解，對方傷勢須去醫院。打架時個案會使用工具，一次是幫朋友去幹架，一次是和朋友弟弟一起打球時不合），否認前科紀錄。畢業後做裝潢七個月，之後回家幫忙。

　　個案畢業後開始使用K他命，使用到入伍前，天天使用（用抽的）。一個禮拜會花五六千元在購買毒品，量愈來愈大。否認戒斷症狀，無戒除想法。否認渴求感，否認有追藥，否認影響工作／人際關係。個案否認鬱症、躁症病史，否認幻聽，被害／關係意念，否認自殺／自傷史。

案例二

海軍艦艇二兵,一週內數度因頭痛要求急診,從地區醫院轉到三軍總醫院,做了電腦斷層、核磁共振(MRI),都找不到原因,醫師也只有開普拿疼止痛藥,家屬對部隊管理及軍中醫療頗有質疑。漢光演習將至,部隊也無法常為了一個弟兄,影響演訓任務。在家屬同意下,在開船時,暫時放在身心科住院休養。入院例行尿液檢查,呈現K他命陽性反應……

想一想,他為什麼要一直離開軍中去轉診?

案例三

某弟兄因適應問題在急診室抽血、驗尿後等待住院,尿液檢查,出現K他命陽性反應。

案例四

小留學生回國當兵,在國外有吸食大麻習慣;部隊不知如何處理,就把他送來門診。

大麻

大麻(Cannabis,原料稱為marijuana),人類吸食大麻的歷史可以追溯至西元前三千年,聯合國估計約有4.0%成年世界人口(一億六千二百萬人),每年至少使用大麻一次。在20世紀

初，擁有、使用和買賣大麻製品在全球很多地方已是非法活動，但現時在一些國家，包括比利時、加拿大、捷克共和國、朝鮮、烏拉圭、荷蘭、以色列和美國二十三個州已經可以有條件合法，或是非法但不執行地使用大麻的方式。

另外，在除罪化的風潮下，部分區域的許多人因而直稱大麻為「軟性毒品」，即是相對於高成癮風險的硬毒品，容易戒除、傷害性小（不過仍有風險，類似案例顯示包含感冒藥物在內等都會具有心理上依賴與被大量濫用的可能）。但大麻除了特殊的效用，卻也是年輕人毒品成癮的最大入口管道。

K他命

氯胺酮（Ketamine），俗稱K仔、K粉、K他命、克他命、愷他命，在台灣，經常被稱為褲子（相對於衣，衣代表的是Ecstasy的第一個字母）、下面（相對於穿在上面的衣服），一種非鴉片系麻醉藥物。K他命是粉末狀，一般人常說的「拉K」，是指用捲菸或直接用鼻子吸。但K他命也可以用在飲料內，或混合其他新興毒品偽裝成其他不明藥丸等，可能不知情下使用而上癮。常見的副作用包括藥效消退時的心理反應，可能的心理反應有：煩躁、困惑或幻覺／錯覺，血壓升高和肌肉震顫。

安非他命

早期曾用於治療鼻塞、鼻充血，以鼻吸法使用，之後也曾用於治療發作性睡病、兒童注意力不足併活動量過多症候群、憂

鬱、巴金氏症、一些癲癇等及減肥的用途。第二次世界大戰期間，德、日兩國亦曾用於提高戰力與工人生產力。目前台灣大部分的此類藥物屬於甲基安非他命，略帶酸苦的胺味，對水的溶解度比安非他命好，毒性也比較高。其作用經刺激中樞和周邊交感神經而出現神經、心臟血管系統的亢奮。

安非他命精神病的發生，在慢性濫用者和短期使用者均可能出現與妄想性精神分裂症難以鑑別之症狀，如話多、焦慮不安、恐懼、注意力不集中、不當言行、猜忌、錯覺、幻覺、妄想、反覆性之行為。當中，幻覺有幻視、幻聽、觸幻、嗅幻、味幻，妄想方面則以被害妄想最常見。

長期使用者在突然停藥或減用時常會出現緊張不安、疲倦、無力、睡眠障礙、急躁的戒斷症狀，通常在停藥或減量後二天最明顯，嚴重者還會表現癲癇、憂鬱、自殺意念、衝動的情形，一般持續約一週。濫用者致死的情形不少見，直接中毒致死者不多，但因心臟血管衰竭、腦血管病變尤其腦出血、高燒及抽搐後的併發症、精神症狀嚴重時發生意外傷害事故與其他藥物或感染的併發症狀致死的不少。

海洛英

海洛因的效果短，身體的耐受性高，使用二三次後，效果變弱，加上有明顯不舒服的戒斷症狀（啼～），使用者不得不趕緊追藥再次地使用來緩解。海洛因成癮的患者，想要戒除海洛因將面臨難熬的戒斷症狀，例如：（1）心情惡劣、（2）噁心或嘔吐、（3）肌肉痠痛、（4）流淚或流鼻水、（5）瞳孔放大或豎

毛或流汗、（6）腹瀉、（7）打呵欠、（8）發燒、（9）失眠的
情況。大多數的海洛因成癮個案，因著這些戒斷症狀，痛苦萬
分；曾經多次嘗試戒毒，往往在第二、第三天難以忍受戒斷症
狀，通常會再次地施打或使用海洛因。長期使用海洛因的患者，
生活困境會不斷地增加，許多戒毒成功的人，在未來生活上遇到
困境，心情低落與朋友的邀約下，沒多久後很容易再次地使用海
洛因。使用海洛因後那種茫茫的欣快感，讓人往往深陷在毒品的
深淵無法自拔。

美沙冬替代療法

美沙冬替代療法（Methadone Maintenance Therapy），是一種
持續的治療方式，須每天於指定時間到醫院喝藥，且須接收心理
輔導與團體心理治療。初診時，須評估海洛因成癮的情況、身體
的健康情況與是否能了解、配合美沙冬替代療法，且經過抽血、
驗尿（嗎啡檢查須呈現陽性）、胸部X光與心電圖檢查後，可參
加此一替代療法治療。

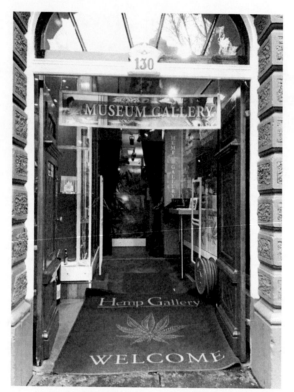

荷蘭，阿姆斯特丹，大麻博物館，2017

第二十七課　新時代的兩性關係——國軍性別主流教育

案例一

負責募兵的已婚士官，在招募志願役士兵時，與二名有意加入海軍的女生交往，這二名女生到新訓中心報到入伍時才相互認識，發現兩人的男友居然都是同一名士官，憤而向國防部檢舉。士官被調查後，喝農藥自殺，送醫不治死亡。軍方回應，該士官已違反兩性營規，對此不幸事件深表遺憾[58]。

案例二

航行中，兩位異性官兵因值更時私會親熱，分別被罰站在左右舷。

案例三

他有隆起的胸部、蹲著上廁所，下半身仍有完整男性性徵的役男，要不要當兵[59]？

---

[58] 《募兵募上床，士官被查自殺亡》，《蘋果日報》2017 年 9 月 8 日。
[59] 〈性別認同障礙 女性特徵役男免當兵〉，《明日報》2000 年 8 月 21 日。

案例四

弟兄獨自來看診，他長期服用荷爾蒙，聲音有點變，腋下、小腿有過度刮毛造成的傷口，自述想離開軍中到泰國變性。

案例五

某弟兄入伍前曾被叔叔性侵，到部隊身處於男性社會，自覺有性別認同的問題，因無法融入而有心情低落，希望辦理停役。

案例六

部隊處長跟醫官說：我覺得這個女中尉是個男的，部隊同寢女軍士官都被她騷擾，可不可以讓她除役？

案例七

病房那個女性化弟兄，常亂摸其他室友，差點被扁。

案例八

弟兄拉著來會客女友，在醫院廁所發生關係，因太吵被警衛發覺。弟兄說：這是我的自由！

案例九

　　艦長把幾位女軍士官找來，說：我只有一個要求和期盼——千萬不要跟船上的兵談戀愛，萬一在船上把持不住或是分手翻臉，最後事情都被講出來，怎麼領導統御？

案例十

　　女兵和別連輔導長相戀，因無法承受壓力而住院；但輔導長並非單位直屬長官，亦非三等親，無法會客。

案例十一

　　男軍官想退伍未獲准逃官，情侶女軍官為愛攜手逃亡[60]。

案例十二

　　女中尉輔導長奉長官之命，載著志願役二兵。她說，弟兄在車上對她言語挑釁，很想扁她，她也很怕，因為弟兄背景有點複雜。

案例十三

　　士兵喝醉後醒來，發現屁股好痛；自覺身心受創，被送到醫院。

---

[60] 〈聲稱船艦太搖，海軍情侶攜手逃官〉，《蘋果日報》2009 年 11 月 14 日。

案例十四

中尉軍官偷拍女性軍士官洗澡影片，案發後因表達自殺想法，要求住院辦除役。

案例十五

愛情少尉軍官住院，寫情書字條給護理師，表達愛意。但護理師在醫院已有穩定男友，因不堪其擾，護理師希望這個病患出院。部隊說，這個病患有憂鬱症需要住院。

案例十六

三位男病患自述感情很好，在病房關在同一個浴室，一起洗澡。家屬抱怨醫院沒有管他們……

案例十七

他因割腕住院，不願會談。五天後拆線時，他說了第一話：醫師，你看過《荒人手記》[61]嗎？

---

[61] 《荒人手記》（朱天文），1994 年第一屆時報百萬文學小說首獎作品。此書是以一個男同性戀者的手記形式寫成，全書用字極端風格化，精煉而濃稠度甚高，在文學、美學等方面都有極為高深的造詣，故事性方面則涵蓋許多面向，並對於個人感官、國家、社會、宗教、學術、藝術、文化都有深刻的見解，可說是一部極為深沉的小說，目前已被譯為英文版、日文版。2014 年看見娛樂有限公司取得朱天文授權宣布開拍電影。

性別認同障礙

　　性別認同障礙是心理學家及精神科醫師採用的病理學詞彙，泛指一些人正在經歷一種顯著的性別煩燥不安（gender dysphoria）。因為當時人強烈地覺得自己錯生在一個異性的身體內，思想、行為、心態等都無法與自己的生理性別相配合。這描述通常與變性慾（Transsexualism）、易裝慾（Transvestism）、跨性別（Transgender）有關。

　　性別認同障礙的人，一般在兒童時期就已經出現，踏入青春期後的情況會更為明顯，有些未到成人階段已有一種強烈的慾望想更換自己的性別。男孩子可能會對自己的性器官感到厭惡，女孩子可能會很想自己如身邊的男孩子般可以站著小便、將來不會有月經及胸部不要發育等。

　　性別認同障礙（Gender Identity Disorder，簡稱GID），指對自己的性別認識與仿同，與實際解剖上的性別有所不同，而發生障礙現象。例如解剖上明明是男的，心理上卻認為自己是女的（女兒心，男兒身），而其穿著、行為表現亦像個女的，則稱之為換性症。如果只是心理上覺得自己不夠男子氣概，或不太像女孩子，只是對自己性別沒有自信的人，則不能稱為性別認同障礙。

變性慾

　　變性慾指病患對自己解剖上所賦與的性別極感不適，且有濃

厚的慾望想更換自己的性別。這種性別認同障礙，通常在小孩時期就開始。男孩子認為他不是男孩，是女孩[62]；而女孩子卻認為她是男孩子。

變性慾患者不但在動作與穿著行為極力模仿異性，且表現濃厚慾望改變其解剖上的性別。通常利用現代醫學的方法，包括荷爾蒙治療及開刀，來改變其性徵，包括性器。目前已經有變性手術，以適合此類患者的需要。

變性慾患者的性行為並沒有一定的方式：有的失去性慾而沒有特別的性行為，有的則對自己解剖上相同的性別對象產生性慾與性行為（屬於同性性行為），有的對自己解剖上相異的性別對象產生性慾與性行為（屬於異性性行為）。

同性戀不是精神疾病

同性戀是罪？要抓起來，要治療？同性戀（Homosexality），乃指個人對同樣性別之對象產生性慾望，並可能與此同性對象產生性行為。過去同性戀被認為是「性異常」的一種，但隨時代演變與人權運動的推動，認為同性戀只是性行為的一種變型，並非病態。

近年來，臨床研究已有趨勢指出，同性戀可能與遺傳因素有關，是生物學上的變異，不宜是為病態，更不應以犯罪或不屑者的態度歧視。根據精神分析的理論，個人心性發展分為口腔期

---

[62] 《玫瑰少年》（*My Life is Pink*）：1997年（法），小男孩從小就喜歡女孩子的裝扮、玩女生常玩的洋娃娃，這些行為起初並沒有受到父母太多的限制，但隨著他們搬到這個社區，這樣的行為卻成了惡夢的開始。

（oral stage）、肛門期（anal stage）、性蕾期（phallic stage）、潛伏期（latent stage）或同性戀期（homosexual stage），然後是生殖期（genital stage）或異性戀期（homosexual stage）。

每個人都經過所謂「同性期」，在少年、青春期表面上不喜歡與異性來往，特別喜歡與同性朋友親近，常與同性朋友結伴遊玩，親密如手足，象徵性地被稱為同性戀期。由於文化背景不同，有些青少年難免與同性朋友發生性遊戲，通常是短暫的，接著進入異性戀期。但假如個人在心性發展過程中，遇到困難或障礙時，可能就不能發展到最後的異性戀期，而停滯於同性戀期，只對同性伴侶保持性趣，而無法發展出對異性的慾望。

20世紀初，西方社會仍不認同同性戀，1973年美國《精神醫學診斷統計手冊》DSM-IIIR才將同性戀去除。同性戀人數約佔總人口數的10%，因各種因素，出櫃[63]人數遠少於此。

六色彩紅旗——紅色：生命；橘色：復原；黃色：太陽；綠色：自然；藍色：和諧；紫色：靈魂。"T"是由英文"tomboy"而來，指裝扮、行為較陽剛的女同志。

「跨性別」，指出生時，因其性器官而被判別為某個性別，但卻覺得那個性別是對他們一種錯誤或不完整的描述。

同性戀傾向

同性戀之傾向有輕重之別：重時對異性毫無興趣，只對異性

---

[63] 「在衣櫃裡」，形容同志對家人、朋友、認識的人隱藏其性傾向；當同志向他人表明其同志身分時，稱為「走出衣櫃」（come out of the closet），簡稱「出櫃」（come out）。

有性趣；輕時，對異性有興趣，可以結婚，生子女，但仍有同性戀傾向。潛伏性同性戀（Latent Homosexuality）乃指並無明顯之同性戀行為，但厭惡異性戀行為；對同性戀有特別好感，且容易發生性興奮；夢遺時所做之夢裡，常見與同性發生性行為等。有些人在平時屬於異性戀者，但如到監獄、船上、軍隊等特別環境，因無異性對象，退而選擇同性對象者，可稱之為環境性同性戀。

雄兔腳撲朔，雌兔眼迷離；兩兔傍地走，安能辨我是雄雌[64]

雄兔、雌兔腳步一樣跳躍，目光一樣模糊。當兩兔靠近在地面奔跑時，又如何能分辨雄雌呢？指男女才能難有高下之分的主題，更具體呈現木蘭在戰場上巾幗不讓鬚眉的英勇表現。

北朝戰爭頻繁，花木蘭因父老弟幼，女扮男裝，代父從軍。不僅是孝道的表現，更是歷史上膾炙人口的女中豪傑。對破除傳統重男輕女的觀念頗有助益。

性心理異常

國軍停除役標準有一條是「性心理異常[65]」，目前涵蓋的範圍應包括性變態（Paraphilias）及性別認同障礙（Gender Identity Disorders）等相關疾病；但不包含同性戀。

---

[64] 〈木蘭詩〉，《樂府詩集》，北朝民歌。
[65] 〈太晚發現跨性別 兵役成噩夢〉，《台灣立報》2012 年 5 月 2 日。

電影《丹麥女孩》

　　《丹麥女孩》（*The Danish Girl*）是2015年的一部英國傳記劇情電影，由湯姆‧霍伯執導，改編自大衛‧埃伯肖夫於2000年出版的同名小說，以丹麥畫家莉莉‧埃爾伯與格爾達‧韋格納鬆散的生活為靈感啟發。電影莉莉‧埃爾伯，他是已知最早接受性別重置手術的人。

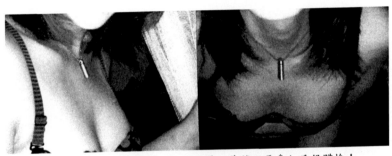

他身分證的性別是男性，接到兵單，希望不要參加兵役體檢！

第二十八課　一點變化，全面啟動
——強化國軍自殺防治

案例一

　　國軍一個月四起自殺案件：7月4日，陸軍6軍團指揮部所屬584旅中尉，在營區餐廳後方樹林上吊身亡。7月14日，空軍飛指部士官在營區內燒炭自殺，目前昏迷仍在醫院急救中。7月17日，陸軍航特部一位剛掛階少尉在高雄租屋處燒炭自殺。7月26日，空軍志願役士兵在營區內以童軍繩上吊自殺，雖經送醫急救一度恢復心跳，但最後仍往生[66]。

案例二

　　總統府憲兵疑感情糾紛，在大門前執行站哨勤務時，以配用T91步槍自戕，子彈造成左胸受傷，經緊急送醫，已無生命跡象[67]。

---

[66] 〈士兵上吊亡，國軍1個月4自殺〉，《蘋果日報》2017年7月28日。
[67] 〈疑感情糾紛 總統府前憲兵自戕身亡〉，《大紀元電子報》2012年5月4日。

案例三

陸戰隊學校志願役士兵，疑因感情因素，情關難過，清晨6點多被發現在營區司令台升旗座，以鞋帶上吊身亡[68]。

案例四

中正預校十七歲學生，疑因課業壓力大，於住處跳樓輕生，造成頸椎斷裂、胸腹大量出血，不治死亡[69]。

案例五

少尉軍官，攜械逃亡，遺體被發現於營區草叢，確認以攜出步槍自裁。初步排除家庭及感情因素，調查矛頭指向壓力過大[70]。

案例六

陸戰隊中校，放假期間於家中燒炭自殺，遺書內容表明外島工作壓力大，罹患憂鬱症。家人表示他自殺前並無異狀，從部隊返家後，仍與朋友開心小酌，沒聽他說過不愉快或煩惱的事[71]。

---

[68] 〈海軍2天2兵自殺〉，《中時電子報》2014年7月11日。

[69] 〈軍校生疑課業壓力過大 跳樓輕生〉，《聯合報》2012年7月21日。

[70] 〈軍官攜械逃 營區旁轟頭自盡〉，《自由時報》2011年11月22日。

[71] 〈39歲海軍中校燒炭亡〉，《東森ETtoday》2014年1月1日。

案例七

舉槍自盡下士由義務役士兵轉服志願役。先前在連本部接業務，疑因壓力太大精神出問題，今年四、五月曾到醫院看精神科，但未被確診有精神疾病[72]。

案例八

已婚空軍中尉，育有一子，被發現於自用車內燒炭身亡。自殺原因是因簽賭欠債，向地下錢莊借錢，無力償還，走向絕路[73]。

案例九

傳有士兵，因不堪長官不當管教，憤而跳樓。軍方在調查後，將涉案軍官，移送軍法[74]。

案例十

二十七歲未婚軍官燒炭自殺，陳屍停車場。警方表示，死者有憂鬱症病史，目前仍在治療中；家屬對個案自殺死因，沒有意見[75]。

---

[72] 〈已看精神科，軍方竟排站崗，哨兵自轟亡〉，《蘋果日報》2014 年 7 月 11 日。
[73] 〈空軍「草莓化」 一個月爆三起官兵自殺事件〉，《中時電子報》2010 年 6 月 8 日。
[74] 〈不當管教士兵致死 排長送軍法〉，《華視新聞》2010 年 6 月 7 日。
[75] 〈軍官陳屍停車 疑燒炭自殺〉，中央社，2014 年 5 月 16 日。

案例十一

輔導長說，弟兄被診斷嚴重型憂鬱症，都已經在辦停役了，差幾天公文就生效，誰知他等不及。

案例十二

志願役下士，負責國軍人才招募業務。放假期間燒炭自殺，未留遺書。手機網頁搜尋紀錄發現自殺前曾瀏覽「我想活著退伍」、「完全自殺手冊」等文章[76]。

案例十三

某弟兄疑似與女性友人有金錢和感情糾紛，在臉書上打卡揚言自殺，朋友和家人發現後急尋，該弟兄已遭火車撞死[77]。

案例十四

海軍二兵傳簡訊給國中同學，寫著「不要來找我，我先走了」，同學轉告家屬，家屬通知部隊，軍方連夜搜尋，在軍艦左舷甲板找到遺體[78]。

---

[76] 〈下士燒炭　母質疑遭募兵業務壓力逼死〉，《自由時報》2015 年 4 月 22 日。
[77] 〈疑感情經濟雙受挫　現役軍人撞火車自殺〉，《YAHOO 奇摩新聞》2012 月 4 月 30 日。
[78] 〈役男軍艦上吊亡　留書：壓力大〉，《自由時報》2013 年 1 月 23 日。

案例十五

部隊弟兄燒炭，心輔官被罵到臭頭；幫弟兄辦完住院後，自己也因憂鬱及自殺意念住進來；長官同時探視兩人，勸不回幹部，只好協助辦理除役……

案例十六

輔導長突然接到一個簡訊，打開是連上弟兄割腕的照片……

案例十七

某弟兄失戀，跑到旅館燒炭，臨死前打電話跟部隊輔導長告別，請他代為轉告家屬……

案例十八

中尉軍官連假執勤，打電話給爸爸，說：我現在守藥庫，連上沒人，鑰匙在我身上，你要聽到槍聲，還是讓我離開軍中……

案例十九

空軍少尉說媽媽是單親，現在有經濟問題，我幫不了她。每次走到頂樓，就想跳下去，一了百了……

自殺現況

世界衛生組織的統計，全世界每天有一千人死於自殺，每一個自殺死亡案例背後，有二十個自殺獲救的個案，有一百個自殺想法的個案。台灣平均每天有十人死於自殺，自殺僅次於意外事故，居年輕人死亡原因的第二位。

根據國防部表示，2000年到2012年間，軍人因「作戰、因公、疾病、營外意外、自殺」等因素死亡官兵二千零八十八人，其中「因公死亡」七百五十五人（36%），「營外意外死亡」七百五十人（35.8%），「自殺死亡」三百三十二人（16%），「疾病死亡」二百四十六人（12%），「作戰死亡」五人（0.2%），平均每年二十六名軍人死於輕生[79]。

軍人自殺原因

軍人自殺除了感情問題、管教問題、個性問題、工作壓力及經濟壓力等，還有不容忽視的精神疾病。徹底絕望（hopeless）、無助（helpless）、無價值感（worthless），是啟動自殺按鍵的最後原因。壓死駱駝的最後一根稻草（The last straw breaks the camel's back），19世紀阿拉伯故事，敘述駱駝背上不斷被添加重物，最後使牠不堪其重的卻是那根微不足道的稻草。一根稻草，輕得什麼都不是，但多了，就把駱駝給壓死了。一片雪花，

---

[79] 〈國防部：國軍近13年死2088人，332人自殺〉，《東森ETtoday》2013年8月5日。

薄得幾乎沒什麼重量,但堆積起來就成了雪山。

能者多勞,許多企圖心強的志願役軍官,壓力大到憂鬱住院,長官才大吃一驚。病患抱怨在部隊能者多勞,送到醫院的除役資料,考績卻是甲上,甚至是優等,是計畫栽培的人才。事到如今,探病的高階長官,只能鼓勵他,說人才離開軍中,還是人才……

自我傷害行為

自我傷害行為(Self Injurious Behavior),定義為:「刻意的、直接的造成對身體的傷害,而這個行為的目的不是想要造成自己死亡的結果。」[80]

部分性自殺(partial suicide)、刻意的自傷行為(deliberate self-harm)、刻意的自割行為(deliberate self-cutting)、自殘(self-mutilation)、割腕症候群(wrist-cutting syndrome),都是自我傷害的相關名詞。

自我傷害的原因:

1. **精神疾病**:精神分裂症、憂鬱症、酒精濫用、藥物濫用、解離疾患、重大創傷壓力疾患等。
2. **性格異常**:邊緣性人格異常、反社會型人格異常等。

大部分自我傷害個案處於憂鬱、無助、絕望的狀態,但傷害的目的不是真的想造成自己死亡。自我傷害的行為會讓自己緊繃的狀態得到暫時解脫,達到其目的;但也會讓部隊長官精神緊

---

[80] 唐子俊、郭敏慧譯(2005),《自我傷害的評估與治療》(台北:五南出版社,2005)。

繃，無所適從。

自我傷害行為的分類

1. **衝動性自我傷害**：陣發性，衝動，容易失控，動作當時控制不住，事後覺得比較輕鬆。
2. **重複性地自我傷害**：高頻率重複地自我傷害、自殺作態威脅、重複的自殺行為；自我傷害已經到成癮的程度，幾乎是對某些干擾性的內在及外在刺激的自動化反應。

自我傷害的心理機轉

自我傷害讓個案快速短暫地釋放壓力，協助個案迅速脫離某些特定痛苦狀態。雖然是一種病態，而且帶有許多後遺症，但卻有讓個案活下來的功能。

自我傷害的循環：

1. 沉浸在想要傷害自己的想法中。
2. 持續地沒有辦法壓抑傷害自己的衝動，造成身體組織的破壞或改變。
3. 在自我傷害行動之前，可以感受到緊張程度的上升。
4. 在做完自我傷害行為之後，感到滿足後釋放的感覺。
5. 採取這項行動時，意識上並沒有想要自殺的意念，也不是急性精神症狀（例如：無助無望，自我了斷，或幻聽干擾，命令個案自我傷害）造成的傷害行為。

退一步海闊天空

這不是很好的打油詩，不見得真實，但看一看，笑一笑，人生觀或許就變了。

「苦幹實幹，撤職查辦；東混西混，一帆風順。盡職負責，卻遭指責；任勞任怨，永難如願。推託栽贓，滿排勳章；屢建奇功，打入冷宮。不拍不吹，狗屎一堆；全力以赴，升遷耽誤。會捧會現，傑出貢獻；會鑽會溜，考績特優。」

「出生一張紙，開始一輩子；畢業一張紙，奮鬥一輩子；金錢一張紙，辛苦一輩子；榮譽一張紙，虛名一輩子；看病一張紙，痛苦一輩子；悼詞一張紙，了結一輩子；淡化這些紙，明白一輩子；忘了這些紙，快樂一輩子！」

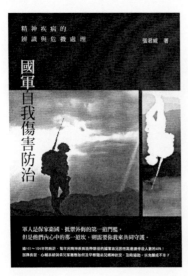

《精神疾病的辨識與危機處理——國軍自我傷害防治》
榮獲2017年台北市醫師公會好書獎

這卡片提供一些具體、清楚及容易觀察的行為指標（紅燈及黃燈），當您發現自己或周遭同僚出現下列行為時，應立即依處置建議（綠燈），採取「自助助人：1問2應3轉介」行動。

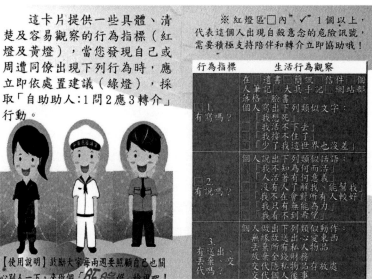

【使用說明】鼓勵大家每兩週要照顧自己也關心別人一下，來做個「照綠燈」檢視吧！

※ 紅燈區 □ 內 "✓" 1個以上，代表這個人出現自殺意念的危險訊號，需要積極支持陪伴和轉介立即協助哦！

行為指標	生活行為觀察
1. 有寫嗎？	在遺書 □簡訊 □信件 □個人筆記 □大兵手記 □網站部落格 □臉書 個人寫出下列類似文字： □「我想死」 □「我活不下去」 □「我撐不住了」 □「少了我這世界也沒差」
2. 有說嗎？	個人說出下列類似話語： □「我不知為何而活」 □「活著有何意義」 □「沒有人瞭解我，能幫我」 □「我不去會對所有人較好」 □「我只有無能為力」 □「我看不到有希望」
3. 有送出、交棄代嗎？	個人做出下列類似動作： □無緣故送出心愛東西 □丟棄частный私人物品 □放棄金錢財務 □交代隱私物品存放處 □交代個人後事 □立下遺囑

※ 黃燈區 □ 內 "✓" 愈多，代表這個人有許多危機壓力的警戒訊號，在行為指標 "✓" 3個以上則愈需要予以關懷回應和向幹部反映哦！

行為指標	生活行為觀察
4. 有感情分手嗎？	個人遭遇感情問題： □已經分手（居）或離婚 □在協議討論分手（居）或離婚 □不願意接受分手而仍苦苦挽回中 □不願向他人談及分手事件 □曾表達欲報復分手對象 □困於感情關係有第三者介入
5. 有金錢匱乏嗎？	個人或家庭遭遇財務問題： □每月金錢入不敷出 □積欠龐大債務 □投資賠失利而財務嚴重虧損 □遭遇金錢詐欺而財務嚴重損失 □有簽賭行為而稍欠下錢莊 □個人無力負擔家庭金錢索求
6. 有爭吵衝突嗎？	個人遭遇溝通問題，與他人常摩擦： □家人或親密伴侶 □重要他人 □同學或好友 □長官或師長 □部屬或同儕或任務同伴
7. 有憂症狀嗎？	個人出現疑似憂鬱症情形： □失眠 □食慾不振 □沉默不語 □語言、思考或身體動作變緩慢 □失去活力或勞累疲倦 □自責、無價值感或罪惡感

行為指標	生活行為觀察
□ 8. 有濫用情形嗎？	個人出現有過度使用情形： □藥物（如安眠藥） □抽煙 □喝酒
□ 9. 有重大變故？	自己、家人或重要他人發生重大變故： □離婚 □車禍意外 □重大災害 □罹患重症 □住院 □死亡
□ 10. 有突然改變嗎？	個人在性格或生活模式突然改變： □積極的人變退縮 □活潑外向變沈默不語 □情緒起伏明顯或喜怒無常 □出現身心不適反應增加 □出現行蹤消失情形增加 □投入宗教信仰時間頻率增加

※ 符合 紅燈區 ，代表這個人有立即的自殺風險；符合 黃燈區 ，目前雖無立即風險，但隨著符合項目增加，自殺風險的可能性愈高，請依燈號處置，採取自助助人行動。「一問」主動關懷與傾聽，「二應」積極回應與支持陪伴，「三轉介」轉介幹部、心輔或醫療處置與持續關懷，立即給予協助。

國軍自殺防治紅綠燈

跋

　　看診後，有個一年多前住院未辦理停役的阿兵哥特地從中部來找我，感謝當年沒有停役，讓他順利地在職場！上次的成功退伍經驗，讓他建立自信！凡走過，必留下痕跡。在醫院照顧軍人身心疾病十多年，會寄信感謝信給我的，大部分都是回部隊完成兵役的弟兄，這樣的治療，最有成就感。

　　有個弟兄，在服役的最後四個月，以密集門診的方式，克服障礙，最後拿到退伍令。到美國讀書，又敗下陣來！美國大學的精神科醫師開藥給他吃，但他還是請假專程回國來找我；經過一陣子的休息與治療，最後還是回到美國取得碩士學位，回國找到外商高薪工作。他本來可以停役的，當兵前已經有一個碩士學位，他可以不需要那第二學位，但他堅持下去，他尋求協助，他成功了。

　　其實，我們也沒有做什麼，最重要的是當事人的想法。態度決定高度，看到病患成長，是當精神科醫師最快樂的事。每個人在部隊面臨的狀況都不同，當兵是國民應盡的義務，全面募兵即是世界潮流，退伍令扮演的角色，也愈來愈淡。儘管如此，隊職官最有成就的事，也是將體弱的草莓男孩，訓練成堅強的榴槤男人，看著他們一梯一梯結訓，一梯一梯順利退伍。

　　人生有很多關卡，每個人須扮演不同的角色，但不須樣樣滿分。也許在學校，你是一條龍，是叱吒風雲的學生社團幹部；也許在社會，你出道已久，甚至已結婚生子。但在軍中卻只是個小

兵，有志難伸；無法學以致用，還要接受年紀比你小、學歷比你低的幹部領導。但畢竟當兵是一種入社會前的磨練，是人生的第一站，放下身段，學習淡定。

台灣目前有二十餘萬國軍，軍中相對於社會，是個封閉且高壓力的環境。民間醫院精神科醫師，非身處其中，光以疾病學理的觀點，難以了解軍隊精神衛生核心與專有名詞。擔任軍醫官生涯已二十餘年，終有結束的一天。他日解甲還鄉後，就不容易再接觸到軍人，經驗與知識，也就逐漸淡化。

弟兄的憂鬱、焦慮、性格、退場機制與自殺防治政策成效，只有在裡面的，才了解個中滋味。過去與國軍北投醫院同仁參與《軍陣精神醫學》[81]與《戰爭精神醫學》[82]的翻譯，此兩本書雖是軍隊心理衛生稀少且重要的經典，然台美軍隊文化背景不同，實用性不高。

軍隊精神醫學是一個特殊的專業，也只有在軍中擔任精神科醫師，才能接觸到這一個特殊的族群。病患是最好的老師，臨床知識經驗一定要傳承。後輩按圖索驥，減少摸索的過程，才能事半功倍。軍醫官與軍隊的輔導長、心輔官應能緊密結合，共同幫助這一群孩子，走過懵懂的歲月，也避免憾事的發生。

---

[81] 楊聰財等譯，《軍陣精神醫學》（*Military Psychiatry: Preparing in Peace for War*，台北：，合記出版社，2001）。
[82] 楊聰財譯，《浴火重生：身心壓力戰爭精神醫學》（台北：黎明文化，2004）。

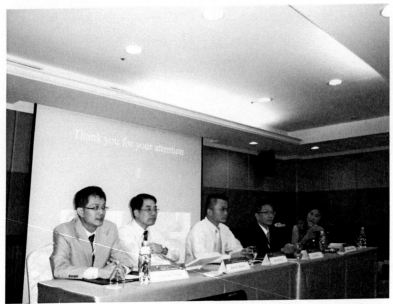

2011年世界精神醫學會區域性會議於高雄85大樓金典酒店舉行，軍隊心理衛生專題講座，由國軍北投醫院、政戰學校專家學者主持分享，主題新穎，引起世界各國精神科醫師熱烈迴響。

Do觀點59　PD0067

認識軍人精神疾病

作　　者／張君威
責任編輯／洪仕翰
圖文排版／莊皓云
封面設計／楊廣榕

發 行 人／宋政坤
出　　版／獨立作家
　　　　　地址：114 台北市內湖區瑞光路76巷65號1樓
　　　　　電話：+886-2-2796-3638　傳真：+886-2-2796-1377
　　　　　服務信箱：service@showwe.com.tw
印　　製／秀威資訊科技股份有限公司
　　　　　http://www.showwe.com.tw
展售門市／國家書店【松江門市】
　　　　　地址：104 台北市中山區松江路209號1樓
　　　　　電話：+886-2-2518-0207　傳真：+886-2-2518-0778
網路訂購／秀威網路書店：https://store.showwe.tw
　　　　　國家網路書店：https://www.govbooks.com.tw
法律顧問／毛國樑　律師
總 經 銷／時報文化出版企業股份有限公司
　　　　　地址：333桃園縣龜山鄉萬壽路2段351號
　　　　　電話：+886-2-2306-6842

出版日期／2018年12月　BOD一版　定價／250元

|獨立|作家|
Independent Author

寫自己的故事，唱自己的歌

認識軍人精神疾病 / 張君威著. -- 一版. -- 臺北
市 : 獨立作家, 2018.12
　　面；　公分. -- (Do觀點 ; 59)
BOD版
ISBN 978-986-95918-8-1(平裝)

1. 精神診斷學　2. 精神醫學　3. 軍人

415.95　　　　　　　　　　　107017933

國家圖書館出版品預行編目

讀 者 回 函 卡

感謝您購買本書,為提升服務品質,請填妥以下資料,將讀者回函卡直接寄回或傳真本公司,收到您的寶貴意見後,我們會收藏記錄及檢討,謝謝!
如您需要了解本公司最新出版書目、購書優惠或企劃活動,歡迎您上網查詢或下載相關資料:http:// www.showwe.com.tw

您購買的書名:_____

出生日期:_____年_____月_____日

學歷:□高中 (含) 以下　　　□大專　　　□研究所 (含) 以上

職業:□製造業　□金融業　□資訊業　□軍警　□傳播業　□自由業
　　　□服務業　□公務員　□教職　　□學生　□家管　□其它_____

購書地點:□網路書店　□實體書店　□書展　□郵購　□贈閱　□其他

您從何得知本書的消息?

　　□網路書店　□實體書店　□網路搜尋　□電子報　□書訊　□雜誌
　　□傳播媒體　□親友推薦　□網站推薦　□部落格　□其他_____

您對本書的評價:(請填代號 1.非常滿意　2.滿意　3.尚可　4.再改進)

　　封面設計____　版面編排____　內容____　文/譯筆____　價格____

讀完書後您覺得:

　　□很有收穫　□有收穫　□收穫不多　□沒收穫

對我們的建議:_____

_____

_____

_____

11466
台北市內湖區瑞光路 76 巷 65 號 1 樓
獨立作家讀者服務部　　　收

....

（請沿線對折寄回，謝謝！）

姓　　名：＿＿＿＿＿＿＿＿＿　年齡：＿＿＿＿＿　性別：□女　□男

郵遞區號：□□□□□

地　　址：＿＿＿＿＿＿＿＿＿＿＿＿＿＿＿＿＿＿＿＿＿＿＿

聯絡電話：(日) ＿＿＿＿＿＿＿＿＿＿　(夜) ＿＿＿＿＿＿＿＿＿＿

E-mail：＿＿＿＿＿＿＿＿＿＿＿＿＿＿＿＿＿＿＿＿＿＿＿